Friedrich von Esmarch

Erste Hilfe - Leitfaden bei plötzlichen Unglücksfällen

Verlag
der
Wissenschaften

Friedrich von Esmarch

Erste Hilfe - Leitfaden bei plötzlichen Unglücksfällen

ISBN/EAN: 9783957007803

Auflage: 1

Erscheinungsjahr: 2016

Erscheinungsort: Norderstedt, Deutschland

Hergestellt in Europa, USA, Kanada, Australien, Japan
Verlag der Wissenschaften in Hansebooks GmbH, Norderstedt

Cover: Foto ©Helene Souza / *pixelio.de*

Verlag von F. C. W. VOGEL in Leipzig.

Prof. Dr. **Fr. v. Esmarch** in Kiel.
Die Erste Hülfe
bei plötzlichen Unglücksfällen.
Ein Leitfaden
für
Samariter - Schulen
in fünf Vorträgen.
Siebente unveränderte Auflage.
kl. 8. geb. 1888. 1 M. 50 Pf.

KLINISCHE VORTRÄGE
von
Prof. Dr. H. v. Ziemssen,
Director der medicinischen Klinik in München.

1887. 1888. Jeder Vortrag kostet 60 Pf.

1. Der Arzt und die Aufgaben des ärztlichen Berufs.
2. Antipyrese und antipyretische Heilmethoden.
3. Ueber subcutane Blutinjection, Salzwasserinfusion und intravenöse Transfusion.
4. Ueber die Cholera und ihre Behandlung.
5. Die Behandlung des Abdominaltyphus.
6. Ueber die diphtheritischen Lähmungen und deren Behandlung.
7. Die Neurasthenie und ihre Behandlung.
8. Die Aetiologie der Tuberculose.
9. Symptomatologie und Diagnostik der Tuberculose.
10. Die Therapie der Tuberculose.
11. Ueber die öffentliche Krankenpflege.
12. Ueber die physikalische Behandlung chronischer Magen- und Darmkrankheiten.
13. Die Syphilis des Nervensystems.

Jede Buchhandlung nimmt Bestellungen auf einzelne Hefte oder die vollständige, vorläufig auf **30** Vorträge berechnete, Sammlung entgegen.

Verlag von F. C. W. VOGEL in Leipzig.

Bäumler, Prof. Dr. Chr. Der sogenannte animalische Magnetismus oder Hypnotismus. gr. 8. 2 M.

Beard, G. M. Die Nervenschwäche, ihre Symptome, Natur, Folgezustände und Behandlung. Uebersetzt von Dr. M. Neisser. 2. Auflage. gr. 8. 4 M.

Hitzig, Prof. Dr. E. in Halle. Von dem Materiellen der Seele. Vortrag gehalten im Frauen-Verein zur Armen- und Krankenpflege zu Halle. gr. 8. 1886. 80 Pf.

Hünerfauth, Dr. G. (Homburg). Handbuch der Massage. Für Aerzte und Studirende. Mit 33 Abbildungen. gr. 8. 1887. 6 M.

Landerer, Dr. A., Privatdocent (Leipzig). Vorschriften für die Behandlung der Rückgrats-Verkrümmungen mit Massage. Für Aerzte u. Laien. Mit 9 Abbildungen. kl. 8. 1887. 50 Pf.

Oertel, Prof. M. J. (München). Ueber Terrain-Curorte zur Behandlung von Kranken mit Kreislaufs-Störungen, Kraftabnahme des Herzmuskels etc. Zur Orientirung für Aerzte und Kranke. Mit 2 Karten von Bozen und Meran. gr. 8. 1886. 3 M.

—— Kritisch-physiologische Besprechung der Ebstein'schen Behandlung der Fettleibigkeit. Erwiderung auf dessen Schrift „Fett u. Kohlenhydrate". gr. 8. 1885. 80 Pf.

—— Die Ebstein'sche Flugschrift über Wasserentziehung u. s. w. kritisch beleuchtet. gr. 8. 1885. 60 Pf.

v. Schrenck-Notzing, Dr. Freiherr. Ein Beitrag zur therapeutischen Verwerthung des Hypnotismus. gr. 8. 1888. 2 M.

Strümpell, Prof. Dr. A. Ueber die Ursachen der Erkrankungen des Nervensystems. gr. 8. 1 M.

v. Wyss, Dr. H. (Zürich). Populäre Vorträge über Gesundheitspflege insbesondere für Frauen. Auf Veranlassung der städtischen Schulbehörde gehalten in Zürich im Winter 1885/1886. 8. 1887. 4 M.

Die erste Hülfe

bei

plötzlichen Unglücksfällen.

Ein Leitfaden

für

Samariter-Schulen

in fünf Vorträgen

von

Dr. Friedrich von Esmarch,

Professor der Chirurgie an der Universität Kiel, Generalarzt I. Classe
und Geheimer Medicinal-Rath.

Achte
verbesserte und mit 90 Abbildungen versehene Auflage.

LEIPZIG,
VERLAG VON F. C. W. VOGEL.
1888.

Hülfeleistung in den Nothständen des Friedens ist für eine lebenskräftige Entwicklung der Hülfsvereine nothwendig und der Vorbereitung für den Krieg förderlich.

Resultate der internationalen Conferenz zu Berlin 1869. S. 10. § 19.

Gutes gewollt mit Vertrauu und Beharrlichkeit führet zum Ausgang.

J. H. Voss. (50. Geburtstag.)

Inhaltsverzeichniss.

	Seite
Vorwort	V

Erster Vortrag.

Einleitung	1
Bau des Körpers	3
Knochen	3
Kopf	3
Wirbelsäule (Rückgrat)	3
Brustkorb (Brustkasten)	4
Becken	5
Glieder	5
Gelenke	5
Muskeln	6
Nervensystem	7
Gehirn	7
Rückenmark	8
Nerven	8
Sympathicus	9
Blutkreislauf	9
Herz	10
Blut	12
Lungen	12
Nieren	14
Haut	14
Nahrung	15
Magen	15

Zweiter Vortrag.

Verletzungen	16
Quetschungen (Contusionen)	16
Wunden	17
Wundheilung	17

	Seite
Behandlung des Arztes	19
Behandlung des Laien	20
Verbände	23
Blutungen	23
Vergiftete Wunden	30

Dritter Vortrag.

Knochenbrüche	33
Verrenkungen	41
Verstauchungen	42
Verbrennungen	42

Vierter Vortrag.

Ertrinken	48
Rettung Ertrinkender durch Schwimmer	49
Künstliche Athmung	53
Erfrierung	57
Erstickungen	58
Bewusstlosigkeit	61
Hitzschlag	63
Vergiftung	64
Behandlung der Vergiftung	64

Fünfter Vortrag.

Das Fortschaffen Verunglückter (Transport)	66
Tragbahren	66
Räderbahren	67
Nothbahren	70
Tragen mit den Händen	73
Wagen	77
Schleifen	78
Eisenbahntransport	79
Samariter-Uebungen	81
Satzungen des Deutschen Samariter-Vereins	83

Vorwort zur ersten Auflage.

Die folgenden Vorträge, welche ich im vergangenen Winter in der von mir errichteten „Samariter-Schule" gehalten habe, übergebe ich hiermit der Oeffentlichkeit, weil ich wünsche und hoffe, dass Viele meiner Herren Collegen meinem Beispiele folgen und ähnliche Schulen ins Leben rufen werden und weil ich annehme, dass es denselben erwünscht sein könnte, für diesen Zweck einen Leitfaden zu besitzen.

Um derartige populäre Vorträge für die Zuhörer anschaulicher zu machen, haben sich mir grosse, weit sichtbare Abbildungen und Modelle besonders nützlich erwiesen und der am 5. März d. J. hier gegründete „Samariter-Verein" hat es sich unter Andern zur Aufgabe gestellt, meine Abbildungen durch den Druck vervielfältigen zu lassen, um damit, wie mit den für die Uebungen nothwendigen Verbandsgegenständen den an anderen Orten zu errichtenden Samariter-Schulen nach Kräften zu Hülfe kommen zu können.

Der Verein hofft, bald im Stande zu sein, die von uns zusammengestellte Collection für einen möglichst billigen Preis abzugeben, und bitte ich die Herren Collegen, sich in dieser Angelegenheit an den Deutschen Samariter-Verein in Kiel zu wenden.

Möge es uns gelingen, auf diese Weise die Ausbreitung der Samariter-Bewegung über ganz Deutschland fördern zu helfen.

Kiel, den 24. März 1882.

v. **Esmarch.**

Vorwort zur achten Auflage.

Der Leitfaden für Samariterschulen ist bis jetzt in sechszehn lebende Sprachen übersetzt worden und viele der Uebersetzer haben das Bedürfniss empfunden, das Büchlein mit mehr oder weniger zahlreichen Abbildungen zu versehen, welche theils nach meinen „Wandtafeln" verkleinert, theils meinem „Katechismus" oder meinen „Samariterbriefen" entnommen sind.

Dies veranlasst mich, auch diese neue, vermehrte und verbesserte, Auflage mit Abbildungen erscheinen zu lassen, in der Hoffnung, dass den Herren Collegen, welche den Samariter-Unterricht ertheilen, dieselben erwünscht sein werden, während sie den Samariterschülern als lehrreiche Erinnerung an das in den Schulen Gehörte und Geübte dienen können.

Die Figuren 1, 2, 12, 34, 35 und 57 sind verkleinerte Abdrücke der sechs Wandtafeln, welche sich in der Lehrkiste des Deutschen Samaritervereins befinden. Die übrigen Bilder sind theils neu hergestellt, theils dem „Katechismus" oder den „Samariterbriefen" entnommen und können den Herren Collegen, welche Samariterunterricht ertheilen, eine vielleicht willkommene Anregung und Anleitung geben, durch vergrösserte Zeichnungen auf der Wandtafel den Unterricht anschaulicher und anregender zu machen.

Kiel, den 14. August 1888.

Friedrich von Esmarch.

ERSTER VORTRAG.

Einleitung.

Wenn ich Sie eingeladen habe, sich von mir über die erste Hülfe bei plötzlichen Unglücksfällen unterrichten zu lassen, so beabsichtige ich keineswegs, die Hülfe der Aerzte unnöthig zu machen; ich hoffe im Gegentheil Sie davon zu überzeugen, dass in den meisten Fällen der Art rasche ärztliche Hülfe dringend nothwendig ist. Ich wünsche aber, Sie in den Stand zu setzen, die richtige Hülfe anzuwenden, bis der Arzt kommt, damit nicht unterdessen unheilbarer Schaden angerichtet werde, oder gar das Leben Ihrer Angehörigen oder Mitmenschen verloren gehe.

Wenn ich zurückblicke auf meine chirurgische Thätigkeit, so kann ich wohl behaupten, dass ich unzählige Male es bedauert habe, dass so wenige Menschen wissen, wie bei plötzlichen Unglücksfällen die erste Hülfe zu leisten sei. Dies gilt natürlich vor Allem von den Schlachtfeldern, zu denen ja Tausende, von Menschenliebe gedrängt, geeilt sind, um zu helfen; aber wie Wenige davon verstanden es, wie zu helfen sei!

Das gilt aber ebensowohl von den Verhältnissen des gewöhnlichen Lebens. Wie Viele, die durch rasche Hülfe zu retten gewesen wären, sterben nicht alljährlich eines elenden Todes, weil Niemand da war, der sie zu leisten verstand.

Wohl ist es ein schreckliches Gefühl, einem solchen Unglücksfalle gegenüber zu stehen, zu sehen, wie der rothe Blutstrom unaufhaltsam aus der Wunde quillt, wie mit jedem Augenblick der Tod näher rückt, ohne zu wissen, wie das Unheil abzuwenden ist.

Einleitung.

Den Drang, in Unglücksfällen seinem Nebenmenschen Hülfe zu leisten, empfindet jeder gute Mensch, aber die Meisten schrecken davor zurück, selbst Hand anzulegen, weil sie nicht wissen, ob sie nicht Verkehrtes thun und durch ihre Hülfe mehr Schaden als Nutzen stiften.

Es bewegt mich deshalb ein freudiges Gefühl, dass Sie so zahlreich meinem Aufrufe gefolgt sind, um zu lernen, was in solchen Nöthen zu thun ist. Es wird Ihnen vielleicht bekannt sein, dass ich hier dem Beispiele der englischen Johanniterritter folge, welche seit 5 Jahren mit Hülfe der angesehensten Aerzte überall in England derartige Schulen errichtet haben. Die Thatsache, dass bereits mehr als 40000 Personen beiderlei Geschlechts in solchen Schulen ausgebildet sind, spricht für den unermesslichen Nutzen, den sie schon gestiftet haben.[1]) Die Engländer nennen diese Schulen „Ambulance Classes"; eine wörtliche Uebersetzung würde im Deutschen keinen Sinn haben, ich ziehe es deshalb vor, sie „Samariter-Schulen" zu nennen, weshalb, brauche ich wohl nicht auseinanderzusetzen.

Als Mitglied des Vereins vom rothen Kreuz habe ich diese Schule ins Leben gerufen. — Es sind unter Ihnen Viele, die schon im Kriege Samariterdienste geleistet haben, Viele, die, wenn ein Krieg entbrennen sollte, dazu bereit sein würden. So werde ich denn auch in diesen Vorträgen stets auf das Schlachtfeld Rücksicht zu nehmen haben.

Ich wünsche und hoffe, dass unter dem Zeichen des rothen Kreuzes überall in Deutschland ähnliche Samariter-Schulen entstehen und manchen Nutzen, sei es im Kriege, sei es im Frieden, stiften werden.

Ehe ich nun beginne, Ihnen auseinanderzusetzen, wie Sie bei Verletzungen und anderen plötzlichen Unglücksfällen zweckmässige Hülfe leisten können, muss ich nothwendiger Weise eine kurze Uebersicht über den Bau und die Lebensthätigkeit des menschlichen Körpers vorausschicken, die ich bei Vielen von Ihnen wohl nicht voraussetzen kann und ich hoffe, dass

---

1) Im Jahresbericht der St. John Ambulance Association des englischen Johanniterordens von 1887 heisst es pag. 7: dass weit mehr als 100000 Personen beiderlei Geschlechts die Prüfung bestanden und das Zeugniss erhalten haben. Unter diesen sind (pag. 13) 7572 Personen, welche das Examen dreimal bestanden und das Medaillon erhalten haben. John Furley bemerkte dazu brieflich: Da höchstens zwei Drittel der Schüler das Examen abzulegen pflegen, so glaube ich, dass wenigstens 150000 Personen unsern Unterricht genossen haben.

auch meine Zuhörerinnen sich nicht werden abschrecken lassen durch den Anblick der Gerippe und anderer Körpertheile, den ich Ihnen leider nicht ersparen kann.

Ich werde Ihnen also heute zu zeigen haben, wie die **Knochen** das Gerüst des ganzen Körpers bilden, wie durch die **Muskeln** alle Bewegungen bewirkt, wie durch die **Nerven** alle Sinnesthätigkeiten, alle Empfindungen und Bewegungen vermittelt werden; wie ferner das **Blut** im ganzen Körper vertheilt wird durch die Thätigkeit des **Herzens**, wie durch die **Athmung** dem Blute stets der zum Leben nothwendige **Sauerstoff** zugeführt und wie die eingenommene **Nahrung** durch Magen und Darmkanal **verarbeitet** und in die Säfte **übergeführt** wird.

Beginnen wir mit den Knochen.

Die Knochen

bilden das **Gerüst** (Gerippe, Skelett), die feste Grundlage des Körpers, sind hart, fest und dauerhaft, sie tragen und unterstützen die weicheren zarteren Theile; sie umschliessen und schützen die wichtigsten Lebensorgane (Hirn, Rückenmark, Herz, Lungen, Eingeweide), ermöglichen die Bewegungen mit Hülfe der Gelenke und Muskeln. Wie Sie aus Fig. 1 ersehen, besteht das Skelett aus folgenden Theilen.

Der Kopf;

20 Knochen bilden **Schädel** und **Gesicht**, alle fest verbunden, mit Ausnahme des Unterkiefers, der sich im Kiefergelenk bewegen kann.

Die **Schädelhöhle** umschliesst schützend das Hauptorgan des Lebens, das **Gehirn**. — Der **Gesichtstheil** enthält die meisten **Sinnesorgane** in seinen Höhlen, **Auge** (Gesicht), **Ohren** (Gehör), **Nase** (Geruch), **Zunge** (Geschmack).

Die Wirbelsäule (das Rückgrat)

trägt den Rumpf, Kopf und Arme, enthält und schützt das **Rückenmark** (die Fortsetzung des Gehirns) und besteht aus 24 **Wirbeln**, die elastisch verbunden sind durch knorpelige Scheiben (Zwischenwirbelscheiben), welche das Biegen und Drehen des Körpers gestatten und wie Puffer die Stösse abschwächen (beim Springen und Fallen).

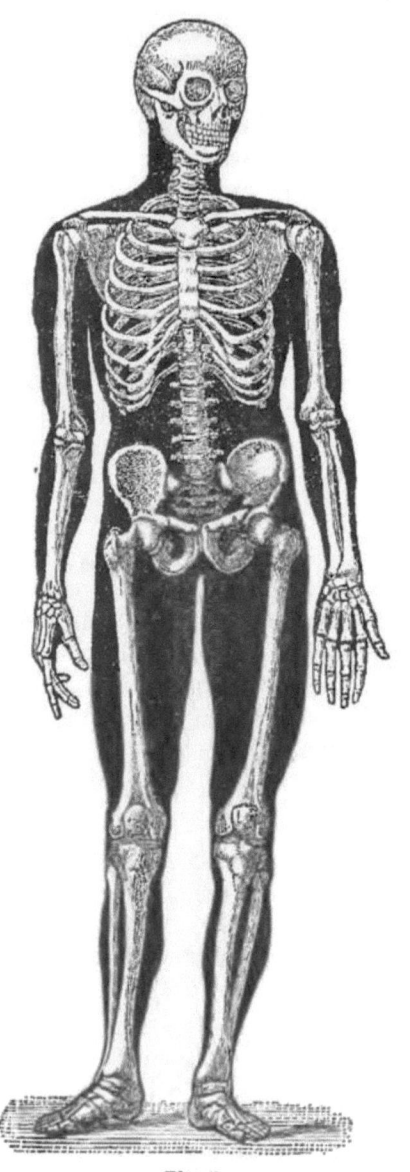
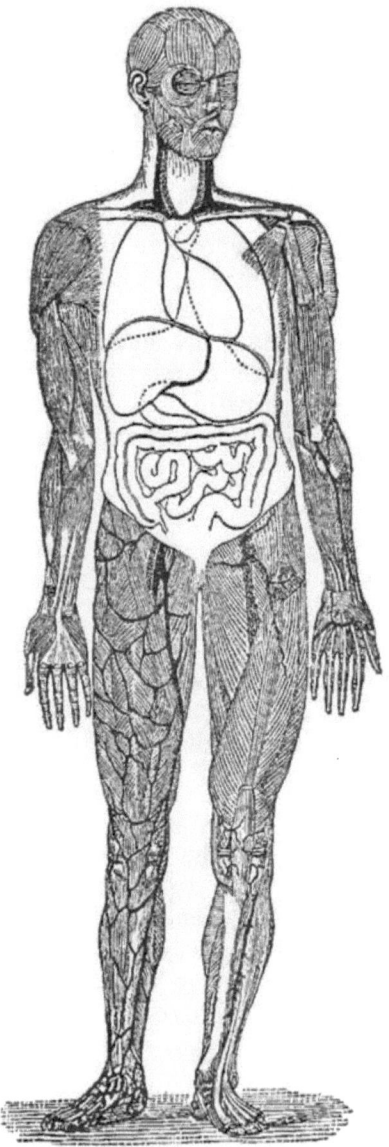

Fig. 1.
Knochengerüst.

Fig. 2.
Eingeweide, Adern und Muskeln.

Der Brustkorb (Brustkasten)

wird gebildet aus 12 Rippen (7 wahren, 5 falschen), welche hinten beweglich mit den Brustwirbeln verbunden sind, und aus dem **Brustbein**, mit welchem die Rippen zusammenhängen durch elastische Knorpel. — Der Brustkorb umschliesst die **Brusthöhle**, in welcher die wichtigsten Organe des Blutkreislaufs und der Athmung, das **Herz** und die **Lungen**, eingeschlossen sind. — Nach unten gegen die Bauchhöhle ist die Brusthöhle abgeschlossen durch eine muskulöse (fleischige) Scheidewand, das **Zwerchfell**.

Das Becken

ist ein weiter, starker Knochenring, der aus drei grossen Knochen, den beiden **Darmbeinen** und dem **Kreuzbein** besteht. Es bildet eine feste Stütze für den Leib und die Eingeweide und verbindet den Körper mit den Beinen durch feste, aber sehr bewegliche Gelenke (die **Pfannen**).

Die Glieder,

deren wir 2 **obere** und 2 **untere** haben, die **Arme** und **Beine**. Jedes **obere Glied** besteht aus dem **Schlüsselbein**, dem **Schulterblatt**, dem **Oberarmbein**, den zwei **Knochen des Vorderarmes** (**Speiche** und **Ellbogenbein**) und aus der **Hand**, die wiederum aus vielen (27) kleinen Knochen zusammengesetzt ist (8 der Handwurzel, 5 der Mittelhand und 14 der Finger). — Die oberen Glieder sind viel beweglicher als die unteren, weil sie an dem beweglichen Schulterblatt hängen.

Jedes untere Glied besteht aus dem **Oberschenkelbein**, den 2 Knochen des **Unterschenkels** (**Schienbein** und **Wadenbein**) und dem **Fuss**, der wieder aus vielen (26) kleinen Knochen zusammengesetzt ist, von denen 7 die **Fusswurzel**, 5 den Mittelfuss, 14 die **Zehen** bilden.

Die Gelenke (Fig. 3 und Fig. 4)

sind bandartige Verbindungen zweier Knochen mit einander; sie sind zugleich sehr fest und sehr lose und ermöglichen die **Bewegungen** nach gewissen Richtungen (Beispiel: Ellbogen, Schulter).

Die Gelenkenden der Knochen sind mit **glattem Knorpel** überzogen, deren Flächen glatt an einander hingleiten. Sie sind mit einander verbunden durch starke feste **Bänder** und luftdicht eingeschlossen in einem weiten nachgiebigen Sack, der

Gelenkkapsel, welche die Gelenkschmiere (das Maschinenöl) absondert.

Die Muskeln (das Fleisch, Fig. 5 u. Fig. 6) sind weiche rothe Massen, die aus Fasern bestehen, welche die Fähigkeit haben, sich zusammenzuziehen, d. h. sie werden kürzer und dicker und nähern die Punkte der Knochen, zwischen denen sie ausgespannt sind (Beispiel: der zweiköpfige Oberarmmuskel).

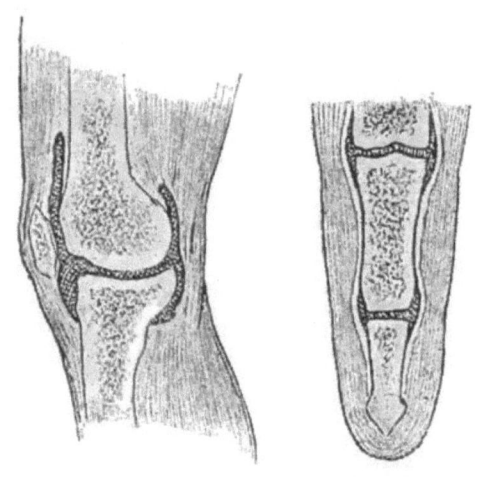

Fig. 3.
Kniegelenk (Durchschnitt).

Fig. 4.
Fingergelenke (Durchschn.)

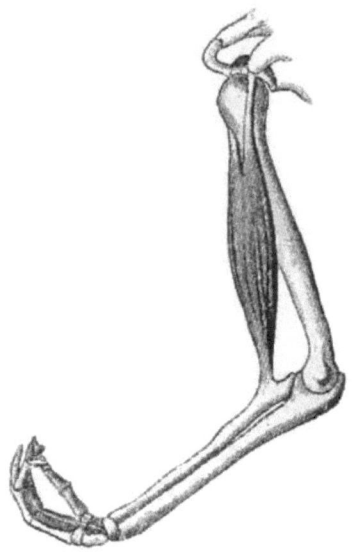

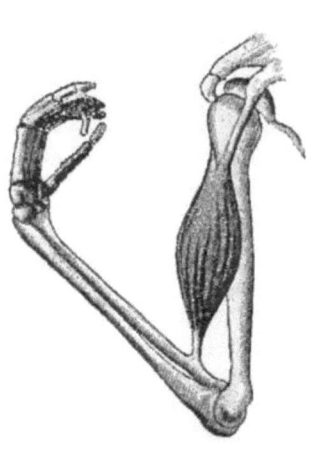

Fig. 5.
Armmuskel schlaff.

Fig. 6.
Armmuskel zusammengezogen und verkürzt.

Viele enden in Sehnen (die nicht dehnbar sind), wenn die Knochenpunkte (Ansatzpunkte) weit aus einander liegen (wunderbare Einrichtungen, wie Hebel, Stränge und Räder der kunstvollsten Maschine — Beispiel: Fingermuskeln am Vorderarm).

Aber der grosse Unterschied ist der, dass sie sich durch den Gebrauch nicht abnutzen, sondern immer stärker werden (Beispiel: die Arme eines Schmiedes, Turners etc.).

Die **Zusammenziehung** geschieht durch den **Einfluss des Willens**, wird durch die **Nervenstränge** vermittelt (welche nebst den Adern zwischen den Muskeln verlaufen und Fäden in sie hineinschicken). Es gibt aber auch Muskeln, welche sich unabhängig vom Willen zusammenziehen, sich unwillkürlich bewegen (Herz, Magen, Darm).

Das Nervensystem

zeigt höchst verwickelte und wunderbare Einrichtungen, welche von unzähligen Aerzten und Naturforschen immer wieder studirt und erforscht werden, weil man hier erst die Aufklärung über das Leben und seine Bedingungen gewinnt.

Die Haupttheile sind: das **Gehirn**, das **Rückenmark**, die **Nerven**.

Das Gehirn (Fig. 7)

liegt in der Schädelhöhle eingeschlossen, ein weissgrauer, weicher, glattrundlicher Klumpen aus Nervenmasse bestehend. Auf seiner Oberfläche sieht man vielfach verschlungene Windungen; der Bau ist höchst verwickelt.

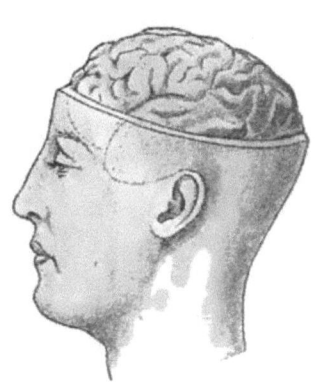

Fig. 7. Gehirn.

Das Gehirn ist der Sitz des Verstandes, des Willens und der Empfindung, von ihm aus wird die ganze Lebensthätigkeit geleitet. Deshalb der auffallende Grössenunterschied bei Menschen und Thieren, je nach der Intelligenz. (Beim Menschen $1/40$ des Körpergewichtes, beim Elephanten $1/500$, beim Wallfisch $1/1000$.)

Das Gehirn sendet zunächst Nervenstränge zu den **Sinnesorganen**, welche durch die Löcher des Schädels heraustreten zum Gesicht. (Riech-, Gehör-, Augen-, Geschmacksnerv.) Seine Hauptfortsetzung bildet

das Rückenmark,

ein langer, cylindrischer, weissgrauer Strang, der aus weicher Nervenmasse und Nervenbündeln besteht (Fig. 6). Er liegt im **Wirbelkanal** in Mitten der Wirbelsäule und sendet seitwärts durch die Wirbellöcher heraus

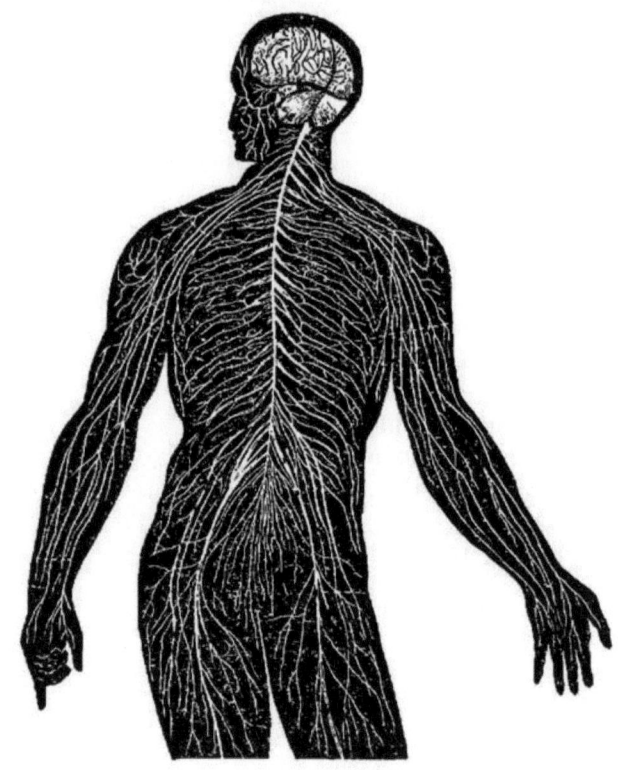

Fig. 8. Die Nerven.

31 Paare von Nervensträngen, welche zu allen Theilen des Körpers gehen und die Bewegungen (vordere Wurzeln) und die Empfindung (hintere Wurzeln) vermitteln.

Die Nerven

sind weisse Stränge, die sich zu immer feineren Fäden verzweigen. (Die feinsten nur mit dem Mikroskop erkennbar.) Sie gehen zu allen Theilen des Körpers und vermitteln die Empfindung (Gefühl), die Bewegung (der Muskeln) und die

Ernährung (den Stoffwechsel). — Ihre Wurzeln liegen im Gehirn. Man kann das ganze Nervensystem vergleichen mit einem Telegraphennetz, das Gehirn mit dem Centralbureau, während die Nebenbureaus und die Hauptleitungen sich im Rückenmark befinden und die Nerven die Einzeldrähte darstellen. Die Berichte kommen und die Befehle gehen mit Blitzesschnelle (Beispiele: Stechen, Zucken, Zurückziehen der Hand; Notenlesen, Clavierspielen; Commandohören, Marsch oder Halt; Denken — Schreiben).

Nach Verletzung des Gehirns (oder Bluterguss in dasselbe) folgt: Bewusstlosigkeit, Verlust der Bewegung, der Empfindung, der Sprache (Kreuzung!). — Nach Verletzung des Rückenmarks: Lähmung unterhalb (Unterbrechung der Leitung). — Nach Durchschneidung eines Nerven (Hieb, Schuss, Stich) folgt: Lähmung des Gefühls oder der Bewegung (Nervennaht). — Nach Verletzung des verlängerten Marks (Lebensknotens): plötzlicher Tod (Aufhängen, Genickbrechen, Abfangen).

Alle diese Kenntnisse sind gewonnen durch Versuche an Thieren (von unermesslichem Nutzen für die ganze Menschheit, daher Berechtigung derselben, selbst der Vivisectionen, aus irregeleiteter Weichherzigkeit in England den Aerzten verboten, aber auch in Deutschland vielfach bekämpft).

Der Sympathicus.

Ausser dem bisher beschriebenen Nervensystem gibt es noch ein anderes, welches dem Willen nicht unterworfen ist, sondern unabhängig von demselben die organischen Thätigkeiten des Körpers (den Blutkreislauf, die Athmung, die Ernährung, die Absonderung) in Gang und Ordnung hält. Wir nennen es das sympathische oder Ganglien-Nervensystem.

Es wirkt regelmässig weiter, auch wenn der Mensch schläft oder bewusstlos ist (Schlaganfall, Verletzung des Schädels, Alkoholvergiftung). — Es besteht aus zwei langen Strängen, welche zu beiden Seiten der Wirbelsäule entlang liegen, viele knotige Anschwellungen (Ganglien) haben und zahllose feine Fäden aussenden, vorzugsweise zu den unwillkürlich thätigen Organen (Herz, Lungen, Magen, Darm etc.).

Der Blutkreislauf.

Die rothe warme Lebensflüssigkeit, welche wir das Blut nennen, wird beständig mit grosser Schnelligkeit durch ein vielverzweigtes Röhrensystem (A d e r n) getrieben, welches alle Körpertheile durchzieht.

Das Organ, welches die Blutmasse in Bewegung setzt, ist

das Herz (Fig. 9).

Dasselbe ist nicht der Sitz der Empfindungen und Gefühle, sondern ein höchst kunstvoller fleischiger P u m p e n - A p p a r a t,

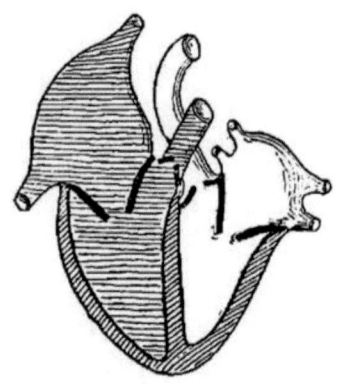

Fig. 9.
Herz (Durchschnitt).

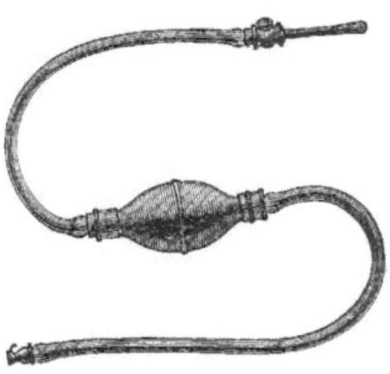

Fig. 10.
Kautschukspritze.

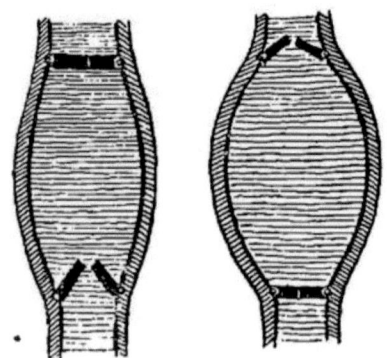

Fig. 11.
Klappen in der Kautschukspritze.

ein hohler Muskel mit Schliessklappen im Innern, der sich in gleichmässigem Wechsel zusammenzieht und wieder ausdehnt (Vergleich mit einer Kautschukspritze, Fig. 10 und 11). — Hört diese Bewegung auf, steht das Herz still, so erfolgt bald der Tod.

Das Herz liegt in der linken Hälfte der Brusthöhle. — Es besteht aus zwei Hälften, die linke versorgt den Körper mit Blut, die rechte treibt das Blut in die Lungen (Fig. 12).

Vom linken Herzen führt ein daumendickes Rohr (Aorta) die Blutwelle fort. Dies theilt sich in immer enger werdende elastische Röhren (Stämme, Aeste, Zweige),

die Pulsadern (Arterien),
welche dann ihren Namen bekommen von den Körpertheilen,
zu denen sie gehen und die sie mit Blut versorgen (Arm-, Kopf-,
Hals-Pulsader).

Puls nennen wir das regelmässige
Anschlagen der Blutwelle, welches an
den verschiedensten Körpertheilen fühlbar ist (nicht blos am Handgelenk, auch
am Oberarm, am Hals, Kopf, in der
Schläfe).

Die Pulsadern verästeln sich
immer mehr und bilden zuletzt ein dichtes
Netz von haarfeinen Röhrchen (bis zum
Durchmesser von $1/3000$ Zoll, nur durch
das Vergrösserungsglas sichtbar). Wir
nennen sie

Haarröhrchenadern (Haargefässe,
Capillaren, Fig. 13);
dieselben sind überall und geben der Haut
die rosige Farbe. Drücken Sie mit dem
Finger eine Hautstelle, so entsteht ein
weisser Fleck, der langsam sich wieder
röthet; der Druck verdrängt das Blut aus
den feinsten Adern und langsam kehrt
es in dieselben zurück. Das Errötheu
der Wangen entsteht durch eine rasche
Ueberfüllung dieser feinen Adern mit
Blut. — Kleine Stiche oder Schnitte in
die Haut eröffnen. überall feinste Adern,
das Blut fliesst wie aus einem Schwamm.

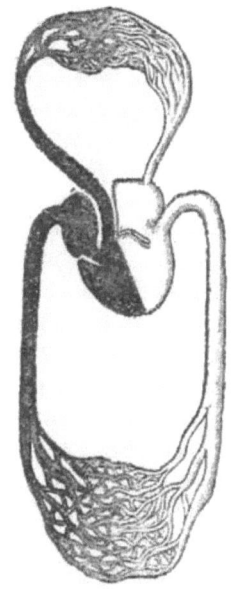

Fig. 12.
Uebersicht des Blutkreislaufes.

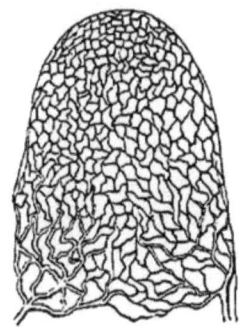

Fig. 13. Haargefässe.

Diese kleinsten Adern vereinigen
sich wieder zu grösseren Aesten und diese
zu grösseren Stämmen, in welchen das
Blut zum Herzen zurückkehrt. Wir nennen sie:

die Blutadern (Venen).

Es sind die blauen Stränge, welche unter der Haut sichtbar werden, wenn Sie den Arm herabhängen lassen, und fast
verschwinden, wenn Sie ihn hoch empor heben.

Wird eine **Blutader** angestochen, so fliesst dunkelrothes (schwarzes) Blut in gleichmässigem Strome heraus; wird eine **Pulsader** verletzt, so **spritzt hellrothes Blut im Strahle**, d. h. mit grosser Gewalt und Schnelligkeit und in **Absätzen**, weil durch die Pumpenstösse des Herzens hervorgetrieben, heraus.

Woher kommt nun diese Verschiedenheit der Farbe beider Blutarten?

Das Blut

besteht aus einer wasserhellen Flüssigkeit (**Blutwasser**, Serum) und kleinen rothen platten Scheiben (**Blutkörperchen**). Dieselben sind so klein, dass sie nur durch ein starkes Vergrösserungsglas sichtbar gemacht werden können. In einem Cubikmillimeter Blut sind 4—5 Millionen Blutkörperchen enthalten und in der Gesammtmenge des Blutes eines erwachsenen Menschen ungefähr 25 Milliarden. (Trennung beider im Aderlassblut nach der Gerinnung.)

Das Blut dient zur **Ernährung** und **Erwärmung** des Körpers; beides wird vorzugsweise vermittelt durch die rothen Blutscheiben.

Das dunkle Blut enthält mehr Kohlensäure, das helle mehr Sauerstoff. Es muss also das hellrothe Blut auf dem Wege durch die kleinsten Adern Sauerstoff abgegeben und Kohlensäure aufgenommen haben. — In der That finden in den Adern Vorgänge statt, die wir mit der **Verbrennung** vergleichen können, bei der ja auch Sauerstoff verbraucht wird und Kohlensäure entsteht und diese Processe bewirken eben die **Erwärmung** und **Ernährung**.

Wenn nun das ausgenutzte dunkle Blut wieder durch die Blutadern zum Herzen zurückgekehrt ist, so muss es wieder gereinigt werden, d. h. es muss seine Kohlensäure abgeben und wieder Sauerstoff aufnehmen, wodurch es dann hellroth wird.

Dies geschieht mittelst des kleinen Blutkreislaufs in den **Lungen** durch die **Athmung**.

Die Lungen (Fig. 14)

sind zwei schwammige Säcke, in welche durch die Blasebalg-Bewegungen des Brustkorbes die Luft **ein- und ausgepumpt** wird. Die Luft dringt ein durch die **Luftröhre**, diese verzweigt sich baumförmig in immer feinere **Aeste**, welche schliesslich endigen in unzählige feine **Bläschen** (Lungenbläschen), die sämmtlich umsponnen sind von einem reichen Netz von Adern des kleinen Blutkreislaufes (vom rechten Herzen versorgt). — Aus der Luft, welche in diese feinen Bläschen eindringt, entnehmen die kleinen Adern den Sauerstoff und geben die Kohlensäure ab, welche sich dann in der ausgeathmeten Luft befindet. Das nun wieder hellroth gewordene Blut wird dann dem linken Herzen wieder zugeführt, um aufs Neue von hier aus im ganzen Körper vertheilt zu werden.

Der Sauerstoff ist der belebende, ernährende Bestandtheil der Luft, die Kohlensäure ist das Ergebniss der Verbrennung, das Verbrauchte, die Asche; sie ist also zur Ernährung nicht mehr zu gebrauchen, sie muss ausgeschieden werden.

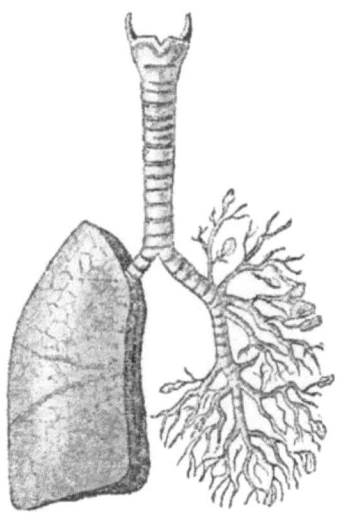

Fig. 14.
Luftröhre, Lunge und Luftröhrenäste.

Wenn diese Ausscheidung verhindert wird (z. B. bei Verengung der Luftröhre, beim Croup), so erfolgt bald der Tod. Ebenso, wenn kein Sauerstoff mehr zugeführt wird (Maus unter Glasglocke, schwarze Höhle in Calkutta).

Ausser der Kohlensäure gibt es aber noch andere Producte des Stoffwechsels (der Verbrennung), welche ausgeschieden werden müssen; vor Allem Wasser und Harnstoff. Letzterer enthält die verbrauchten stickstoffhaltigen Bestandtheile des Stoffwechsels und wird ausgeschieden durch

die Nieren (Fig. 15).

Dies sind zwei länglich glatte, bohnenförmige Körper, welche oben in der Bauchhöhle zu beiden Seiten der Wirbelsäule liegen und durch zwei lange Röhren den in vielem Wasser aufgelösten Harnstoff in die Blase senden, welche unten vorne im Becken liegt.

Nicht minder wichtig für die Ausscheidung verbrauchter Stoffe ist

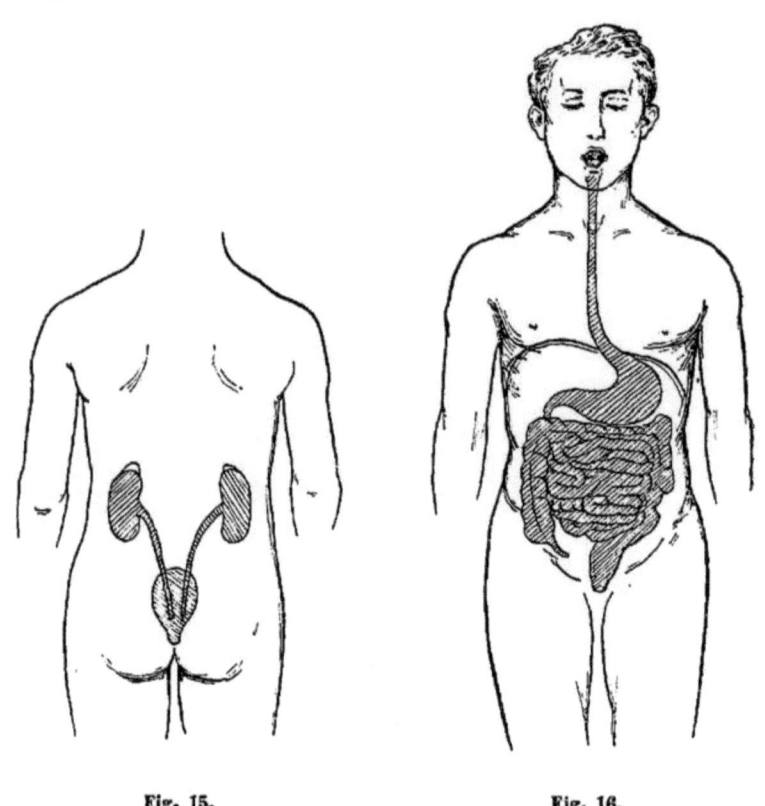

Fig. 15.
Nieren und Blase.

Fig. 16.
Verdauungskanal.

die Haut,

welche den ganzen Körper überzieht und zunächst als schlechter Wärmeleiter eine Schutzdecke bildet für die Erhaltung der Körperwärme, wozu das darunter liegende Fettpolster nicht wenig beiträgt. — In der Haut eingebettet liegen zahlreiche Schweissdrüsen (ca. 3 Millionen), welche in 24 Stunden ungefähr eben so viel Wasser ausscheiden, wie die Nieren (circa 1000 Gr. = 1 Kgr. in 24 Stunden), theils durch den Schweiss (Transpiration), theils durch unmerkliche Ausdunstung (Perspiration).

Auch in diesem Wasser sind nicht unbeträchtliche Mengen verbrauchter Stoffe enthalten (circa 8 Gr., namentlich Salze), welche der Gesundheit schädlich werden, wenn sie zurückbleiben (Wichtigkeit der Hautpflege).

Die Nahrung

dient dazu, die verbrauchten und ausgeschiedenen Bestandtheile des Körpers zu ersetzen. — Sie muss zu diesem Zwecke einen langen häutigen und muskulösen Schlauch von verschiedenem Durchmesser durchwandern, den Verdauungskanal, auf welchem Wege den Nahrungsmitteln die verschiedenen nährenden Stoffe entzogen und in das Blut übergeführt werden (Verdauung). (Fig. 16.)

Durch den Mund aufgenommen, werden sie in der Mundhöhle durch die Zähne zerkleinert, mit Speichel vermischt und gelangen durch den Schlund und die Speiseröhre, welche hinter der Luftröhre liegt, in

den Magen.

Dies ist ein grosser muskulöser Sack, dessen Wandungen einen sauren auflösenden Saft, den Magensaft, absondern und ihn durch stetige Bewegung innig mit den Speisen mischen.

Der so entstandene Brei, Speisebrei, wird durch die Zusammenziehungen des Magens in die Gedärme gedrängt und durch fortschreitende Bewegungen derselben durch den ganzen Darmkanal geschoben. Auf diesem Wege saugen die Lymphadern, welche in den Wandungen der Gedärme liegen, die nahrhaften Bestandtheile des Speisebreies auf und führen sie als Milchsaft dem Blute zu.

Die Auslaugung des Speisebreies wird befördert durch den Zufluss gewisser verdauungsbefördernder Säfte, namentlich der Galle, welche von der Leber geliefert wird (dieselbe liegt rechts unterhalb der Brusthöhle) und des Bauchspeichels von einer Drüse, welche hinter dem Magen liegt.

Der Rest der Nahrungsmittel, dem die nährenden Bestandtheile entzogen sind, gelangt zum Schlusse in das untere Ende des Darmkanals (Mastdarm), von wo aus dann die Entleerung stattfindet.

ZWEITER VORTRAG.

Verletzungen.

1. Quetschungen (Contusionen)
nennen wir die durch **stumpfe Gewalt** (Stösse, Schläge, Fall, Sturz) hervorgebrachten **inneren Zerreissungen** (namentlich der kleinsten Adern).

Folgen derselben sind: **Blutergüsse** unter der Haut (Blutbeulen), rasch auftretende schmerzhafte **Schwellung** und **Verfärbung** (erst blauroth, später braun, gelb, grün) vom Blutfarbstoff herrührend (braun und blau schlagen, blaues Auge!).

Wenn dabei ausser der Haut noch wichtige **innere** Organe (Hirn, Rückenmark, Lunge, Leber, Eingeweide) eine Erschütterung erlitten haben, so zeigen sich sofort schlimme Erscheinungen von Seiten derselben, z. B. bei Erschütterung des **Gehirns**: Ohnmacht, Bewusstlosigkeit, dann Erbrechen; bei Erschütterung der **Lunge**: Blutspeien; bei Erschütterung des **Unterleibs**: heftige Schmerzen im Leibe, Erbrechen, Todtenblässe, Ohnmacht, bisweilen plötzlicher Tod.

Es kann die Leber, die Milz, der Darm zerrissen sein, so dass sich viel Blut oder Darminhalt in die Unterleibshöhle ergiesst. Dann pflegt sehr rasch der **Tod** zu erfolgen.

Was kann in solchen Fällen der **Laie** thun?

1. sofort zum Arzt schicken;
2. alle engen Kleidungsstücke lösen;
3. den Verletzten bequem lagern, mit **niedrigem Kopf**, wenn derselbe **blass** aussieht oder **ohnmächtig** ist;
4. ihn mit Wasser bespritzen, wenn der Puls nicht mehr zu fühlen ist;
5. wenn der Arzt zu weit entfernt und nicht zu haben ist, dann vorsichtig den Patienten zu ihm hintragen. (Vom Transport später.)

2. Wunden

nennen wir Verletzungen, bei denen **auch die Haut** getrennt ist.

Wir unterscheiden folgende Arten: **Schnitt-, Hieb-, Stich-, Schuss-, Quetsch-, Risswunden.**

Die **Gefährlichkeit** der Wunden ist verschieden nach ihrer **Grösse** und **Tiefe** und vor Allem nach der **Wichtigkeit der verletzten inneren Theile** (Adern, Nerven, Knochen, Lunge, Herz, Gehirn, Eingeweide etc.).

Stich- und Schusswunden sind deshalb meist viel gefährlicher, als man nach der Kleinheit der Wunde vermuthet, weil so oft tiefer liegende **wichtige Theile** durch die Spitze oder die Kugel verletzt sind und weil oft auch **fremde Körper** in der Wunde geblieben sind (abgebrochene Spitzen, Kugeln, Knochensplitter, Kleidungsstücke).

Bei Verletzungen durch **Maschinen** und durch **schweres Geschütz** pflegt im Innern des getroffenen Körpertheils Alles zerrissen, zerquetscht, zermalmt zu sein, so dass rasch der **Tod** erfolgt oder, wenn es sich um Glieder handelt, **sofort** die **Amputation** nothwendig ist.

Wie **heilen** Wunden?

Auf zweierlei Weise.

I. **Rasch durch erste Verklebung**, ohne Eiterung, mit **feiner strichförmiger Narbe** (Fig. 17ª). Diese Art der Hei-

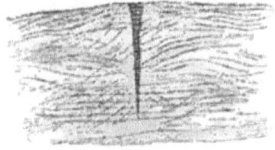

Fig. 17a.   Fig. 17b.

lung ist stets zu erstreben, erfolgt aber nur unter folgenden Bedingungen:

1. wenn die **Ränder der Wunde genau an einander gelegt** werden können;
2. wenn die **Ränder der Wunde nicht wieder durch das Blut oder die Wundflüssigkeiten aus einander gedrängt** werden;
3. wenn die **Wunde in Ruhe gelassen und vor äusseren Schädlichkeiten geschützt** wird;

4. wenn die Wunde nicht verunreinigt wurde (kein Schmutz hinein gekommen und darin geblieben ist).

II. **Die zweite Art der Wundheilung erfolgt langsam und mit Eiterung, mit Bildung von wildem Fleisch und einer breiten rothen Narbe (Fig. 17^b).**

Sie tritt ein, wenn jene günstigen Bedingungen fehlen, also, wenn:

1. zu viel **Haut verloren** ging, als dass die Ränder zusammengebracht werden können (Schälwunden, Scalpwunden), oder wenn die Ränder zerquetscht und lebensunfähig geworden sind;

2. wenn **Blut oder Wundflüssigkeit die Wundränder wieder auseinander drängte;**

3. wenn der verletzte Theil **nicht in Ruhe gelassen** wurde (z. B. das Bein zum Stehen und Gehen, die Hand oder der Arm zum Arbeiten gebraucht, der Verwundete auf **unzweckmässige Weise fortgeschafft** wurde, was im Kriege leider oft nicht zu vermeiden ist);

4. wenn die Wunde **verunreinigt** war und nicht **vollkommen gereinigt und entfäult (desinficirt) wurde.**

Jede Verunreinigung ruft Fäulniss hervor und die Fäulniss wieder die Eiterung.

Der Eiter aber drängt die Wundränder aus einander. Fängt dann die Wunde an zu heilen, so bilden sich in der Wunde jene rothen Fleischwärzchen, die man wohl **wildes** oder **neues Fleisch** nennt (Fig. 17^b). Sie füllen nach und nach unter beständiger Eiterung die Wundhöhle aus und überziehen sich schliesslich mit einer breiten Narbe, die lange roth bleibt.

Mit der Eiterung aber und der Fäulniss in der Wunde sind einer Menge von anderen gefährlichen Erscheinungen Thor und Thür geöffnet, den sogenannten **Wundkrankheiten,** an denen so viele Verwundete und Operirte sterben, namentlich wenn sie in grosser Menge zusammengehäuft werden müssen, wie z. B. in den Kriegslazarethen.

Zu diesen **Wundkrankheiten** gehören: die fortschreitenden Entzündungen und Eiterungen, das Wundfieber, die Wundrose, der Hospitalbrand, das Eiterfieber (Pyaemie), die Blutvergiftung u. s. w.

Die neuere Chirurgie hat nun ganz ausserordentlich grosse Fortschritte in der Wundbehandlung gemacht dadurch, dass es gelungen ist, die **Ursachen der Eiterung und der Wundfäulniss** genauer kennen zu lernen und Mittel zu finden, durch welche dieselben sowie die daraus entstehenden Wundkrankheiten verhütet werden können.

Ehe ich daher die Frage beantworten kann, wie sich der Laie bei Verwundungen zu verhalten hat, muss ich Ihnen vorher kurz zu schildern versuchen:

Wie der Arzt die Wunden behandelt.

Er strebt natürlich in allen Fällen die zuerst geschilderte Art der Wundheilung (durch erste Verklebung, ohne Eiterung) zu erreichen.

1. Zu dem Zwecke vereinigt er, wenn es irgend möglich ist, die Ränder der Wunde, und zwar durch eine Naht (Wundnaht), oder durch eine Binde. (Nicht durch Heftpflaster! Dasselbe gehört, wie die meisten Salben und Pflaster, der mittelalterlichen Chirurgie an. Höchstens bei kleinen Fingerwunden wendet man wohl noch das englische Pflaster an.)

Aber ehe man die Wunde schliesst, muss

2. jede Blutung sorgfältig gestillt werden.

Dies geschieht in der Regel durch Zubinden der grösseren durchschnittenen Adern (Unterbindung, früher mit Seide, jetzt mit durch Carbol entfäulten feinen Darmsaiten, die sich in der Wunde auflösen).

3. Der Körpertheil, an welchem die Verwundung stattgefunden hat, muss bis zur völligen Heilung der Wunde vollkommen ruhig gestellt werden. Dafür sorgt der sehr sorgfältig angelegte Verband, der in der Regel bis zur völligen Vernarbung der Wunde liegen bleibt (während er früher meist jeden Tag und oft mehrmals am Tage gewechselt wurde).

Aber auch nach Abnahme des ersten Verbandes muss das verwundet gewesene Glied noch einige Zeit vor stärkeren Bewegungen und anderen Schädlichkeiten geschützt werden, weil sonst die frische Narbe wieder aufplatzen und noch Eiterung entstehen kann.

4. Das Wichtigste aber bei der Wundbehandlung sind die fäulnisswidrigen (antiseptischen) Massregeln, welche wir jetzt auch bei der kleinsten Wunde beobachten, weil nur durch sie wir im Stande sind, die Eiterung zu verhüten und damit die Heilung durch erste Verklebung zu erzwingen.

Dieselben bestehen in der Anwendung theils der peinlichsten Reinlichkeit, theils in der Anwendung gewisser Mittel, welche die Eigenschaft haben, die Fäulniss zu verhüten, indem sie die unendlich kleinen Lebewesen (die Pilze und Bakterien) tödten und vernichten, welche bei der Fäulniss die Hauptrolle spielen.

Wie furchtbar gefährlich diese **Fäulnisserreger**, welche sich in **jedem Schmutz**, in jeder übelriechenden faulenden Substanz befinden, für den menschlichen Organismus sind, sobald sie ins Blut gelangen, zeigen Ihnen die **Berichte über Blutvergiftung** nach ganz kleinen Fingerverletzungen, welche Sie so oft in den Zeitungen lesen. Da heisst es, ein Mann sticht sich mit einer Nadel oder einer Stahlfeder in die Hand und in wenigen Tagen ist er eine Leiche oder es musste ihm der Arm abgenommen werden, weil Blutvergiftung eingetreten war. In solchen Fällen ist stets irgend eine **faulige Substanz** in die kleine Wunde gekommen, welche entweder an der Nadel haftete oder später durch Anfassen eines schmutzigen Gegenstandes hineingelangte.

Wie leicht die **Aerzte** sich bei der Behandlung von Kranken in solcher Weise anstecken können und wie viele Aerzte dadurch das Leben oder die Gesundheit verlieren, ist ja wohl allgemein bekannt.

Zu diesen Mitteln, die wir mit dem Namen der fäulnisswidrigen (**antiseptischen**) oder entfäulenden (**desinficirenden**) Mittel bezeichnen, gehören die **Carbolsäure**, die **Salicylsäure**, die **Borsäure**, das **Thymol**, das **Chlorzink**, das **Jodoform**, der **Sublimat**, das **Creolin** etc. Mit ihnen reinigen wir die Wunden und ihre Nachbarschaft, unsere Finger und Instrumente, mit ihnen vermischen und durchtränken wir die verschiedenen Stoffe (die Watte, Jute, Mull, Holzwolle, Moos etc.), mit welchen wir die Wunden verbinden.

Fragen Sie nun:

Wie soll sich der Laie bei Verwundungen verhalten?

so lautet die Antwort: er soll vor Allem sich den Grundsatz zu eigen machen, den auch der Arzt als den wichtigsten für sein Handeln anerkennt, und welcher heisst

Nur nicht schaden!

Wie gefährlich jede Verunreinigung für die Wunden ist, habe ich Ihnen auseinandergesetzt. Man bringe daher weder **Charpie**, noch **Heftpflaster**, noch **gebrauchte Schwämme**, noch **schmutzige Leinewand** mit der Wunde in Berührung, fasse sie auch nicht mit **schmutzigen Fingern** an.

Ist die Wunde **verunreinigt** (durch Sand, Erde, Strassenkoth etc.), so kann man sie und ihre Umgebung **abwaschen** oder abspülen, aber nur mit reinem Wasser und reiner Leinewand (Taschentuch, Handtuch, Serviette etc.).

Ganz klares Brunnenwasser, See- oder Flusswasser darf zur Noth gebraucht werden; besser ist solches Wasser, welches eben gekocht hat, weil durch Kochen die Fäulnisserreger zerstört werden.

Am Besten ist es, dem Wasser eines der genannten fäulnisswidrigen Mittel zuzusetzen, und ich spreche hiermit den Wunsch aus, dass in jeder Haushaltung ein Glas voll von einer der früher genannten antiseptischen Lösungen[1]) (Carbol-, Salicyl-, Borlösung, Creolin, Bleiwasser), welche in jeder Apotheke zu haben sind, vorräthig gehalten werden möge.

Wenn man dann als Verband auf die Wunde ein Stück reine Leinwand oder einen Bausch Mull oder Watte legt, welche in diese Flüssigkeit getaucht ist, so ist man sicher, dem Verwundeten wenigstens keinen weiteren Schaden zu thun, bis der Arzt kommt.

Ist kein Arzt in der Nähe und muss der Verwundete zu ihm hin gebracht werden, so ist es nothwendig, diesen vorläufigen Verband mittelst eines Tuches oder einer Binde auf der Wunde zu befestigen und zugleich das verwundete Glied gut zu unterstützen.

Wie dies zu machen sei, wird Ihnen in den Uebungsstunden gezeigt werden.

Wie man sich bei heftiger Blutung aus der Wunde zu verhalten habe, werde ich später auseinandersetzen.

Ist die Wunde mit einer Schicht von geronnenem Blute überzogen, so hüte man sich, dieselbe abzuwischen oder wegzuspülen, weil man dadurch die Blutung aufs Neue hervorrufen könnte.

Im Kriege trägt jeder Soldat ein Verbandpäckchen bei sich, mit Hülfe dessen er sich selbst oder seinen Kameraden verbinden kann, wenn kein Arzt in der Nähe ist.

Es sind eine Menge von Vorschlägen gemacht, diese Verbandpäckchen so zweckmässig und so klein als möglich einzurichten. Ich zeige Ihnen hier ein Päckchen, welches ich für diesen Zweck zusammengestellt habe. Es enthält ausser einem dreieckigen Tuche mit bildlicher Gebrauchsanweisung zwei mit Kochsalz-Sublimat durchtränkte Mullstücke, welche auf die Wunden gelegt, und eine ebenso behandelte Mullbinde, mit welcher dieselben befestigt werden sollen.

---

1) Nur nicht reine Carbolsäure, welche ein starkes ätzendes Gift ist.

22 Verletzungen.

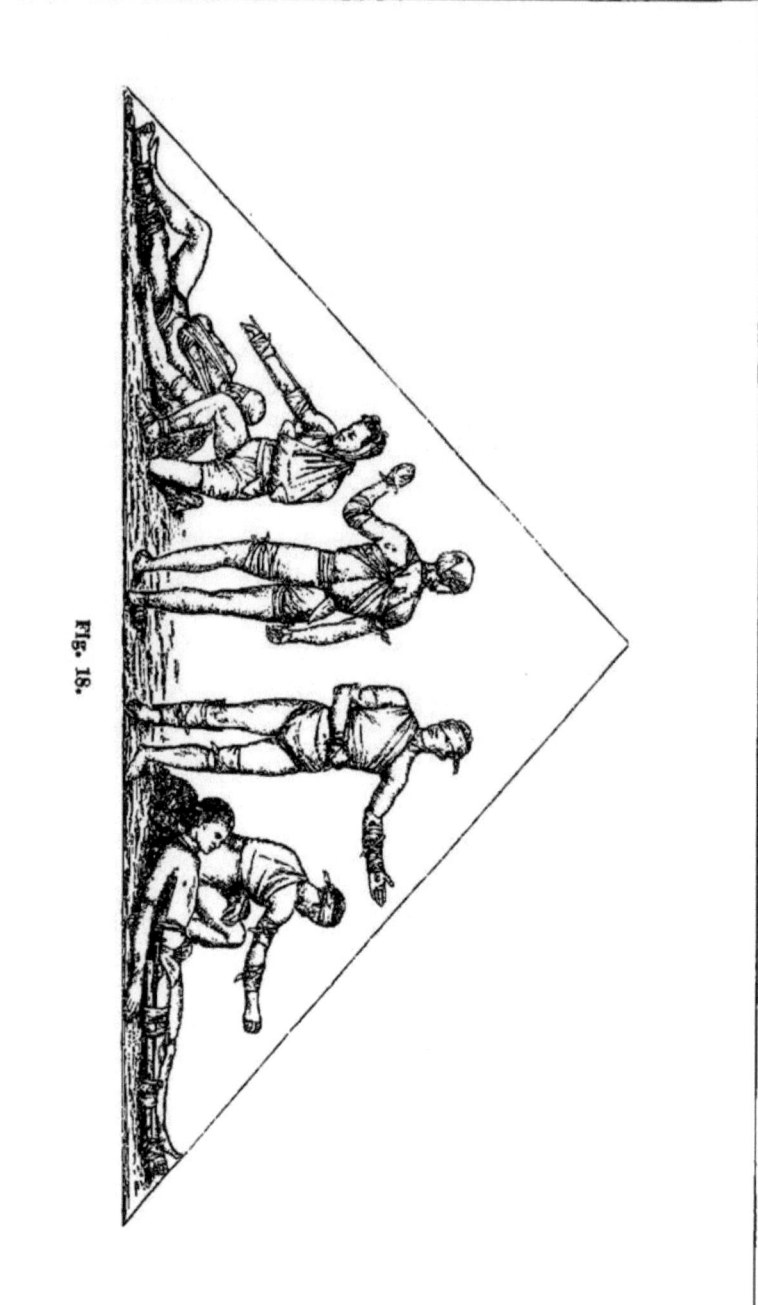

Fig. 18.

Da man mit einem **dreieckigen Tuche** eine grosse Menge **verschiedener Verbände** anlegen kann, und ein solches fast überall zur Hand ist, so werden Ihnen in der heutigen Uebungsstunde zunächst die **Tuchverbände** gezeigt werden.

Ich will dazu im Voraus bemerken, dass
die **Verbände**
überhaupt zu folgenden Zwecken angelegt werden:

1. zum **Schutz** (gegen äussere Schädlichkeiten, namentlich des Transportes, Schmutz, Staub, Sonnengluth, Insekten etc.);
2. um einen **Druck** auszuüben (Wundflächen zusammenzudrücken, Blutung zu verhüten oder zu stillen etc.);
3. um **Ruhe** zu geben (die verletzten Theile zu unterstützen [Armtuch], sie an Schienen oder am Körper zu befestigen, die Muskeln zu beruhigen etc.).

Alle diese Zwecke lassen sich mittelst eines **dreieckigen Tuches** erfüllen, wie Sie es hier auf diesen Tüchern abgebildet sehen (Fig. 18). (Dreieckige Tücher auf Pappe geklebt.)

Blutungen.

Jede Wunde blutet, weil in jeder Wunde auch Adern verletzt sind.

Aber die Art der Blutung und ihre **Gefährlichkeit** ist sehr **verschieden** nach der **Art** und **Grösse der Adern**, welche geöffnet wurden.

Wenn das Blut **in nicht starkem Strome** aus der Wunde **rieselt**, so sind nur kleine Adern (Haargefässe) verletzt.

Wenn **dunkelrothes** (schwarzes) Blut in gleichmässigem Strome ausfliesst und wenn der Ausfluss **durch Druck oberhalb** der Wunde verstärkt wird, dann ist eine grössere **Blutader (Vene)** geöffnet.

Wenn aber **hellrothes** Blut **in starkem Strahl und absatzweise** (pulsirend) aus der Wunde hervorspritzt, dann ist eine **Pulsader** verletzt und grosse Lebensgefahr vorhanden (Fig. 19).

Geringe Blutungen aus verletzten **kleinsten** Adern oder aus Blutadern hören meist auf, wenn man auf die Wunde drückt oder die Wundränder gegen einander drückt oder auch von selbst, weil die Mündungen der durchschnittenen Aederchen sich verengern (zusammenziehen) und das Blut in der Wunde zu einem klebrigen zähen Klumpen gerinnt.

24 Blutungen.

Blutungen aus verletzten Blutadern (z. B. aus Beingeschwüren mit Krampfadern) sind bisweilen schwer zu stillen, weil oberhalb der blutenden Stelle ein Kleidungsstück einschnürt (Strumpfband). (Fig. 20.) Nach Lösung dieser Strangulation steht die Blutung auf leichten Druck und Erhebung des Gliedes.

Fliesst aber das hellrothe Blut trotz Druck auf die Wunde unaufhaltsam weiter, so muss eine grössere Pulsader verletzt sein und dann ist der Tod durch Verblutung zu fürchten.

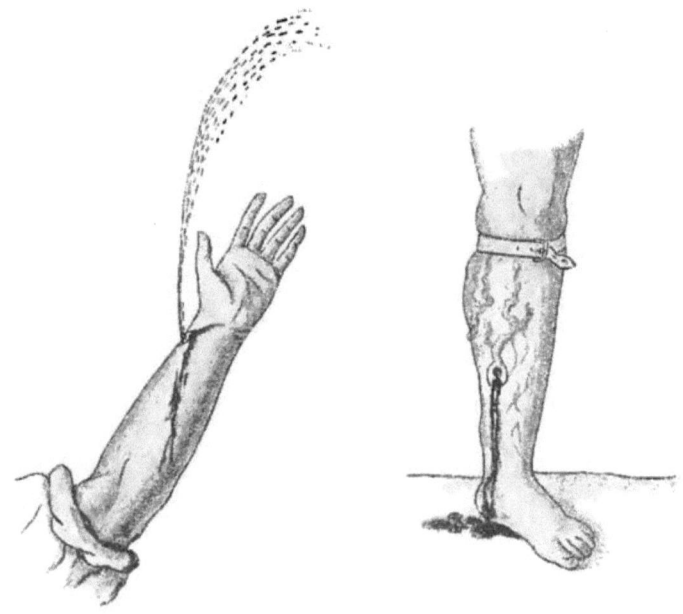

Fig. 19.   Fig. 20.

In allen solchen Fällen ist rasche Hülfe nöthig. Man sende also sogleich zum Arzte oder bringe den Verwundeten zu ihm. Derselbe wird die Blutung durch Zubinden der Ader dauernd stillen.

Aber weil der Verwundete sterben kann, ehe der Arzt da ist, so muss der Laie stets versuchen, den Blutstrom einstweilen zu hemmen.

Das einzig wirksame Mittel dazu ist ein starker Druck, entweder auf die Wunde selbst, wenn dieselbe nicht zu gross ist, oder sonst auf den Stamm der Pulsader oberhalb der Wunde.

Man hebt zunächst das verwundete Glied in die Höhe,

weil dadurch das Ausfliessen des Blutes verlangsamt wird und entblösst dann die Wunde und das verletzte Glied durch Aufschneiden der Kleidungsstücke bis an den Rumpf hinauf.

Dann legt man auf die Wunde ein dickes Polster aus zusammengefalteter reiner Leinwand (Taschentuch) und presst dasselbe mit der Hand oder durch Umwicklung mit einer Binde oder einem Tuch fest gegen die Wunde.

Quillt trotzdem das Blut hervor, so muss man den Stamm der Pulsader oberhalb der Wunde (zwischen Herz und Wunde) mit den Fingern stark zusammendrücken.

Es gibt gewisse Körperstellen, wo die Pulsadern so oberflächlich liegen, dass man sie wirksam zusammendrücken kann, und diese muss man kennen.

Am Oberarm ist es die Innenseite, da wo die innere Naht des Aermels liegt (Fig. 21).

Hier kann man auch durch einen dicken Stock, Regenschirm oder dergl., den man zwischen Brust und Arm legt und gegen den man den Arm durch ein Tuch anpresst, die Pulsader zusammendrücken (Fig. 22).

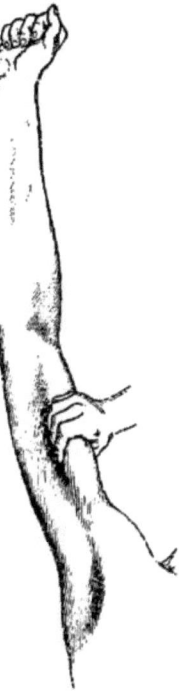

Fig. 21.

Am Oberschenkel liegt die Pulsader an der Vorderseite, dicht unter der Mitte der Schenkelbeuge (Fig. 23).

Am Halse kann man an dem Innenrande des Kopfnickers die grosse Halspulsader zusammendrücken (Fig. 24).

Ist die grosse Pulsader des Armes in der Achselhöhle verletzt, dann kann man versuchen, den Hauptstamm am Halse oberhalb des Schlüsselbeins gegen die Rippe anzudrücken (Fig. 25). Auch durch starkes Zurückziehen der Schulter nach hinten und unten mit Hülfe des anderen Armes kann man das Schlüsselbein so herabziehen, dass es die darunter liegende grosse Armpulsader zusammendrückt (Fig. 26).

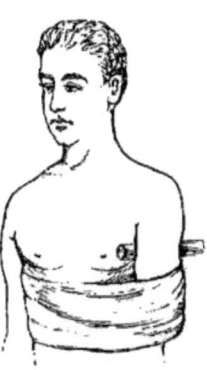

Fig. 22.

26 Blutungen.

An diesen Stellen legten auch die Aerzte die früher gebräuchlichen **Aderpressen** (Tourniquets) an, kleine Polster, welche durch einen Schnallengurt auf die Stelle festgeschnürt wurden.

Um aber durch einen Druck mit dem Finger auf eine bestimmte Stelle den Blutstrom zu hemmen, dazu gehört einestheils genaue anatomische Kenntniss der Stelle, anderntheils eine gewisse Uebung und Geschicklichkeit, und, wenn die ärztliche Hülfe lange ausbleibt, grosse Kraft und Ausdauer.

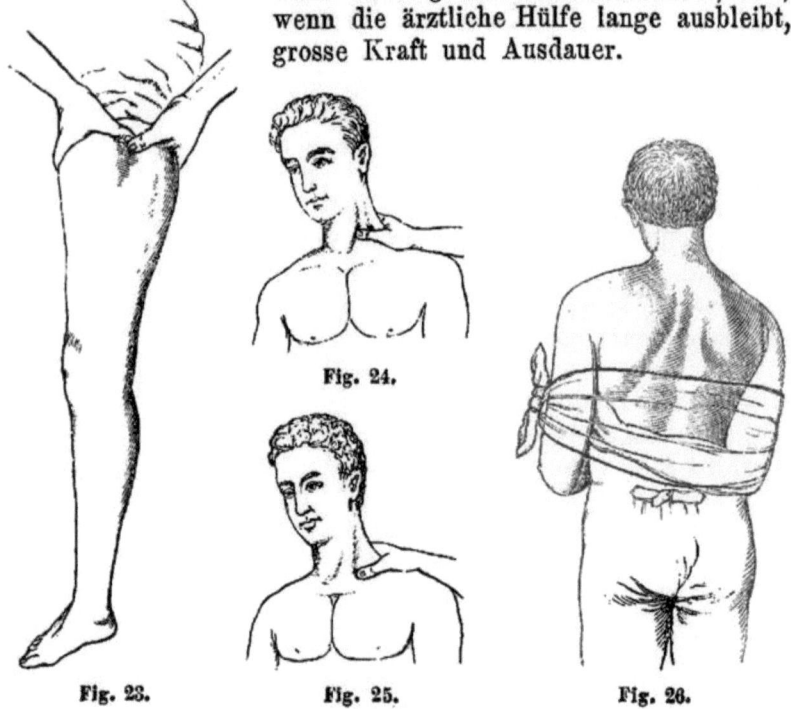

Fig. 23. Fig. 24. Fig. 25. Fig. 26.

Und auch die best angelegte Aderpresse **verschiebt sich** auf dem Transporte nur gar zu leicht, und schadet dann mehr, als sie nützt!

Es ist deshalb viel einfacher und sicherer, sich der **elastischen Einschnürung** zu bedienen, d. h. mittelst einer elastischen Binde oder eines Gummischlauches (Gasschlauches) das Glied an einer Stelle so zu umschnüren, dass kein Blut mehr durch irgend eine Ader hindurchfliessen kann.

Wenn Sie einen **elastischen Riemen einmal** mit aller Kraft um ein Glied schnüren, so ist der Druck nicht stark genug, um die Adern zusammenzudrücken.

Wenn Sie aber an derselben Stelle den Gurt unter stärkster Dehnung **mehrmals** herumführen, so verstärkt jede folgende Umkreisung den Druck so sehr, dass zuletzt an dieser Stelle kein Blut mehr durch die Adern fliessen kann. **Es muss also die Blutung sofort aufhören, sobald die Umschnürung richtig ausgeführt ist.** War dieselbe aber nicht kräftig genug, dann **wird die Blutung sofort stärker,** weil dadurch nur die (oberflächlichen) Blutadern, in denen das Blut zum Herzen zurückfliesst, zusammengepresst werden, nicht aber die Pulsadern, in denen es vom Herzen herkommt.

In dieser schädlichen Weise wirkten auch häufig die alten Aderpressen, sobald der Gurt sich dehnte oder das Polster sich verschob.

Es bestehen daher die **neueren Aderpressen,** mit welchen die Hülfswagen der Truppen, die Rettungskasten der Eisenbahnen und die Instrumentenkasten der Chirurgen versehen sind, nur aus einem elastischen Gurt oder Schlauch (Fig. 27).

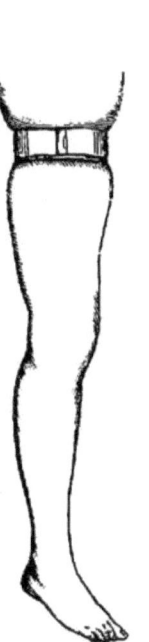

Fig. 27.

Wenn aber eine solche Aderpresse nicht zur Hand ist, dann muss man sich auf andere Weise zu helfen suchen.

Wenn man z. B. eine **leinene Binde** hat, so legt man dieselbe **so fest als möglich** an einer Stelle so an, dass eine jede Umkreisung die andere deckt, und begiesst sie dann reichlich mit Wasser, nachdem man das Ende gut befestigt hat. Durch die Befeuchtung zieht sich die Binde so kräftig zusammen, dass der Druck derselben in vielen Fällen ausreichend sein wird.

Hat man nichts als ein **Tuch** (Schnupftuch) zur Hand, so legt man dasselbe, als Halstuch gefaltet, lose um das Glied, knotet die Enden gut zusammen, schiebt einen **Knebel** (Stock, Hausschlüssel, Mörserstempel, Ast, Degen mit Scheide, Ladestock) unter das Tuch und dreht denselben so lange herum, bis die Blutung steht (Knebeltourniquet); s. Fig. 28 und 29.

Aber eine **elastische Umschnürung** ist in allen Fällen vorzuziehen, weil die Wirkung derselben kräftiger und von grösserer Dauer ist.

Ich habe deshalb elastische Hosenträger anfertigen

lassen, deren Gurt aus einem Stücke besteht (Fig. 30) und so lang ist, dass man damit bei dem kräftigsten Manne die Schenkelpulsader zusammenschnüren kann. Wer ein solches Tragband trägt, wird also im Stande sein, jede Blutung aus Armen oder Beinen an sich selbst oder Andern mit Hülfe desselben zu stillen. Wenn im Kriege jeder Soldat damit versehen wäre, so würde man bei Blutungen auf dem Schlachtfelde nicht leicht in Verlegenheit gerathen. Aber auch für Männer jeden Standes, für Reisende, Jäger, Fabrikarbeiter, Eisenbahnbeamte, Polizisten, Gensdarmen u. s. w. würde es zweck-

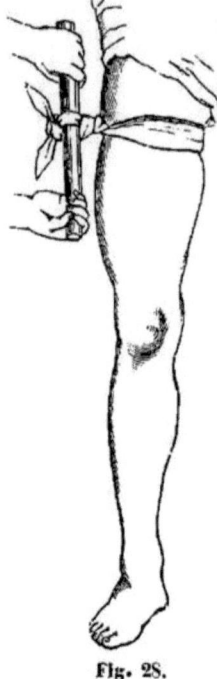

Fig. 28.

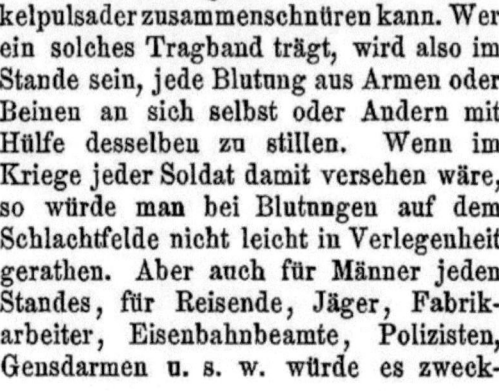

Fig. 30.

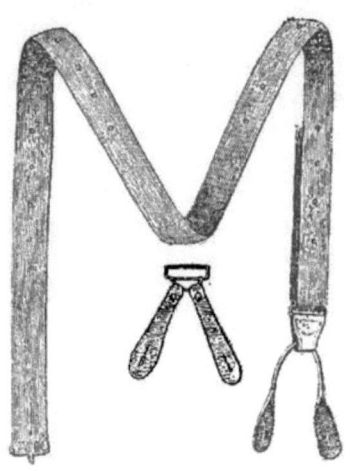

Fig. 29.

mässig sein, solche Bänder zu tragen, weil Jeder in die Lage kommen kann, sich oder seinen Nebenmenschen damit Hülfe zu leisten (Fig. 31).

Auf welche Weise man nun auch den Blutzufluss zu dem verwundeten Körpertheil und damit zunächst den Verblutungstod verhindert hat, immer ist es dann die nächste und sehr dringende Aufgabe, den Verwundeten so rasch als möglich zum Arzte zu schaffen. Denn eine genügend kräftige Umschnürung eines

Körpertheils wird nicht sehr lange vertragen. Sie wird nicht nur auf die Dauer recht schmerzhaft, sondern es muss auch der ganze abgeschnürte Theil brandig absterben (kalter Brand), wenn die Versorgung mit Blut länger als 3—4 Stunden verhindert wird.

In derselben Weise kann auch eine unzweckmässig, d. h. an einer Stelle zu fest angelegte Binde den grössten Schaden anrichten.

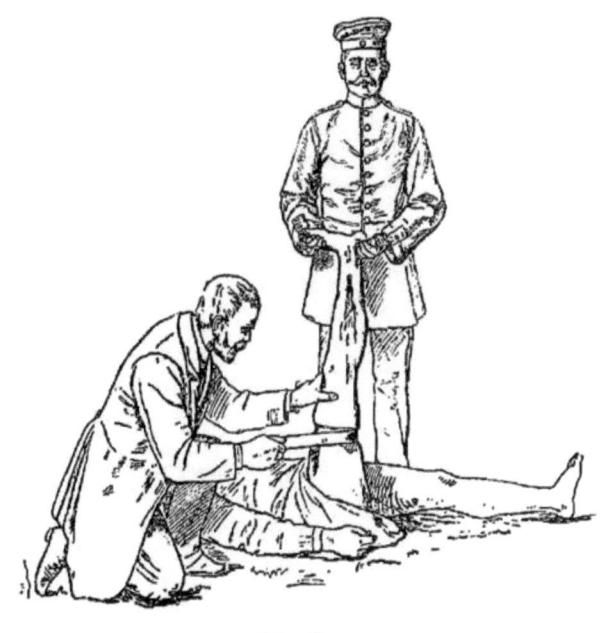

Fig. 31.

Es wird deshalb bei den Uebungen immer darauf aufmerksam gemacht, dass eine Binde, welche so angelegt ist, dass

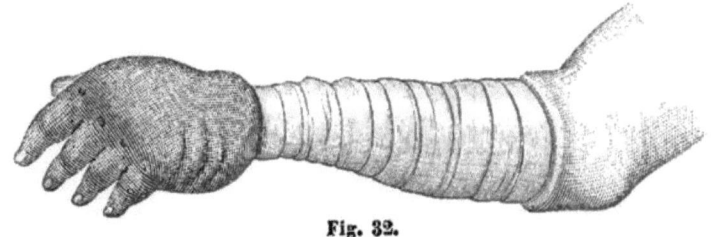

Fig. 32.

sie an einer Stelle einschnürt, sehr bald eine bedeutende Anschwellung des unterhalb der Einschnürung befindlichen Theiles verursacht und dass, wenn dieselbe nicht bald gelöst wird, der kalte Brand eintritt, wie Fig. 32 zeigt.

Ausdrücklich warnen muss ich noch vor der Anwendung der sogenannten Blutstillungsmittel, welche so oft in blutende Wunden hineingestopft werden, seien es nun die aus der Apotheke bezogenen (Eisenchlorid, gelbe Charpie, Pinghawar-Yambi etc.) oder seien es **Volksmittel** (z. B. **Spinnengewebe**, welches gewöhnlich aus den staubigsten Ecken geholt wird).

Man kann mit solchen Mitteln wohl unbedeutende Blutungen zum Stehen bringen, aber ein zweckmässig angewendeter **Druck** erreicht diesen Zweck viel sicherer, und nach dem, was ich Ihnen über die schädliche Einwirkung jeder Art von Verunreinigung auf die Wunden gesagt habe, wird es Ihnen klar sein, dass solche Mittel meist nur Schaden anrichten können, jedenfalls die rasche Heilung durch erste Verklebung verhindern müssen.

Vergiftete Wunden

werden hervorgebracht durch Bisse von tollen Hunden, Giftschlangen, durch vergiftete Pfeile, Speere, Bolzen (in den Tropen).

Die **Gefahr** derselben besteht darin, dass das Gift von der Wunde aus durch die Lymphadern alsbald dem Herzen zugeführt wird und das ganze Blut vergiftet.

Um dies zu verhindern, muss man schleunigst oberhalb der Wunde das Glied fest umschnüren, am Besten mit einem elastischen Gurt (Tragband) (Fig. 33), sonst mit einem Strick oder Tuch, welches mit einem Knebel fest zusammengedreht wird.

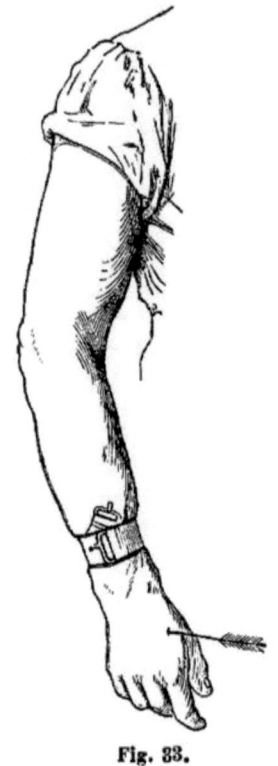

Fig. 33.

Dann erst sucht man das Gift aus der Wunde zu entfernen, durch Aussaugen (wenn die Lippen nicht wund sind) oder durch Ausbrennen (Feuer, Kohle, glühendes Messer, Stricknadel) oder Ausätzung (Carbolsäure, Schiesspulver, Salpetersäure, Aetzkali). Bei Schlangenbiss: Salmiakgeist; innerlich desgl., oder viel Spirituosa (Grog, starker Wein).

Gleich den Arzt holen! Verdächtige Hunde einsperren und beobachten, nicht tödten!

DRITTER VORTRAG.

Knochenbrüche.

Die Knochen sind fest, aber spröde; sie zerbrechen wie Glas oder Porzellan durch Einwirkung äusserer Gewalt (Stoss, Schlag, Fall, Sprung etc.), oft mit hörbarem und fühlbarem Geräusch (Krachen). (Modell: zerbrechender Unterschenkel.)

Wir unterscheiden einfache und complicirte Knochenbrüche.

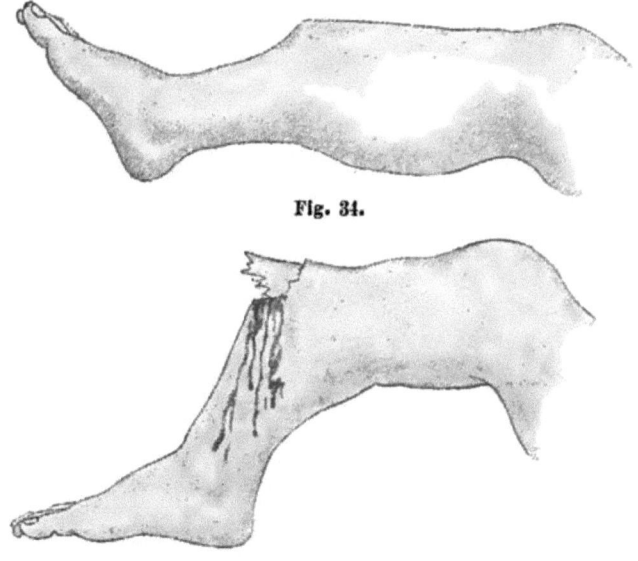

Fig. 34.

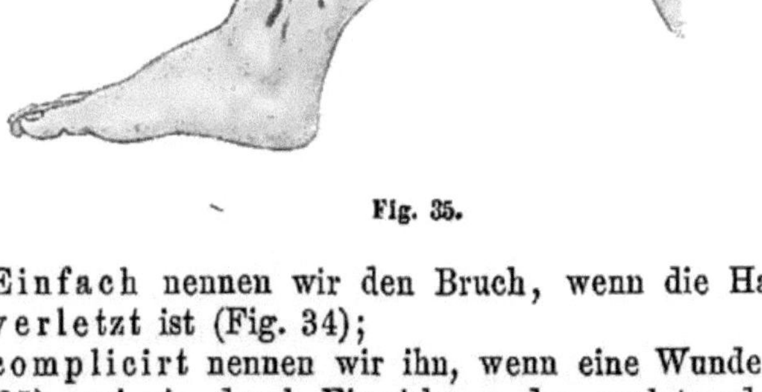

Fig. 35.

Einfach nennen wir den Bruch, wenn die Haut nicht mit verletzt ist (Fig. 34);

complicirt nennen wir ihn, wenn eine Wunde dabei ist (Fig. 35), sei sie durch Einwirkung der verletzenden Gewalt hervorgebracht (z. B. durch eine Kugel), oder durch die spitzen Knochenenden, welche von innen die Haut durchbohrten (Durchstechungsbruch). (Beispiel: ein Mann fällt von einem Baum, zerbricht den Unterschenkel, der Knochen fährt durch die Haut in den Erdboden hinein.)

Die complicirten Knochenbrüche sind unendlich viel gefährlicher, als die einfachen, weil die schützende Hautdecke durchtrennt und somit eine Oeffnung da ist, durch welche Schmutz und Fäulnisserreger in die Wunde gelangen können.

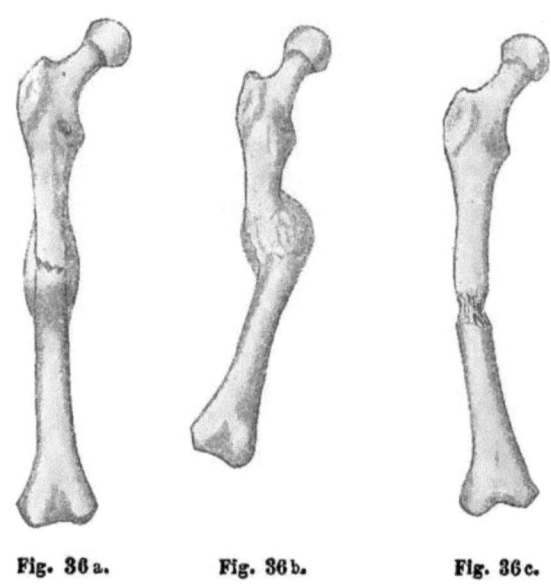

Fig. 36 a.   Fig. 36 b.   Fig. 36 c.

Woran erkennt man einen Knochenbruch?

1. An der sichtbaren Verbiegung oder Verkürzung des Gliedes;
2. an der unnatürlichen Beweglichkeit desselben an der gebrochenen Stelle;
3. an dem heftigen Schmerz und
4. an dem fühlbaren harten Geräusch bei Bewegungen.

Wie heilt ein Knochenbruch?

Dadurch, dass sich an den Bruchenden neue Knochenmasse (Callus) bildet, welche die Enden zusammenkittet (Fig. 36ᵃ).

Diese Masse ist zuerst weich, wird aber allmählich knochenhart (je nach der Grösse und Dicke des Knochens in 2—4—6 Wochen).

Knochenbrüche.

Sind während dieser Zeit die Bruchenden stets unbeweglich in der richtigen Lage zu einander geblieben, so erfolgt die Heilung so, dass keine entstellende Formveränderung zurückbleibt (Fig. 36).

War das nicht der Fall, so heilt der Knochen **schief** oder mit **Verkürzung** zusammen, oder bleibt gar an der Bruchstelle **beweglich**, was man ein **falsches Gelenk** nennt (Fig. 36c).

Wie unterstützt nun der Arzt den Heilungsprocess?

1. Er richtet den Bruch ein, d. h. er bringt durch Zug und Druck die Bruchenden in die richtige Stellung zu einander.

Den Zug lässt er durch Gehülfen ausüben, den Druck übt er mit seinen eigenen Fingern aus. (Dies wurde an dem Modell von drei Assistenten gezeigt.)

2. Dann wendet er Mittel an, welche bis zur Heilung die zerbrochenen Knochenenden **unbeweglich** in der richtigen Lage zu einander halten.

Die Ruhe erzielt er entweder durch Schienen (von Holz, Blech, Pappe etc., Fig. 37), welche das Glied

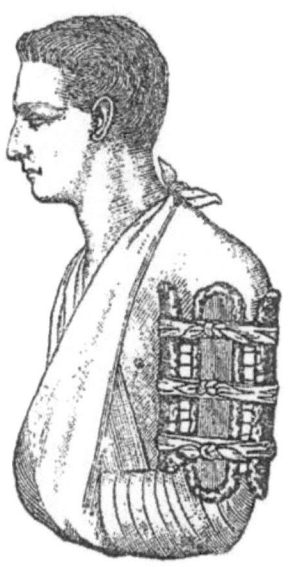

Fig. 37.

in der Längenachse unterstützen und durch Binden oder Tücher befestigt werden, oder durch erhärtende Verbände, welche

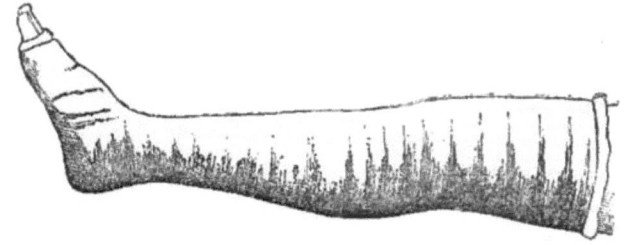

Fig. 38.

eine feste Schale um das ganze Glied bilden (Kleister, Gips, Wasserglas, Tripolith etc., Fig. 38).

Was kann nun der Laie bei einem Knochenbruch thun, wenn kein Arzt da ist, und wenn der Verunglückte zum Arzt oder ins Hospital hingeschafft werden muss?

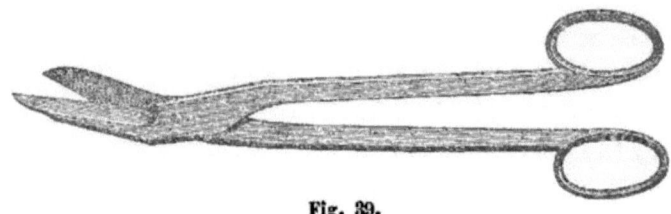

Fig. 39.

Er kann einen vorläufigen Verband (Nothverband) anlegen, damit nicht der einfache Bruch zu einem complicirten werde durch die Schädlichkeiten des Transportes (Durch-

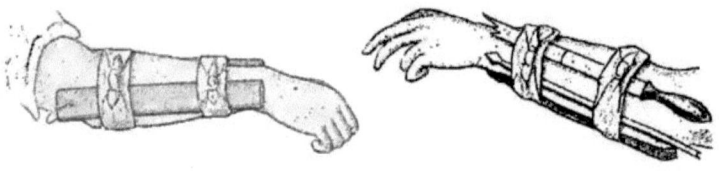

Fig. 40.   Fig. 41.

stechen der spitzen Knochenenden) und damit die Schmerzen des Verletzten geringer werden.

Zunächst wird es da nöthig, zu untersuchen, ob Knochen gebrochen sind, oder nicht. Oft ist das schon von aussen,

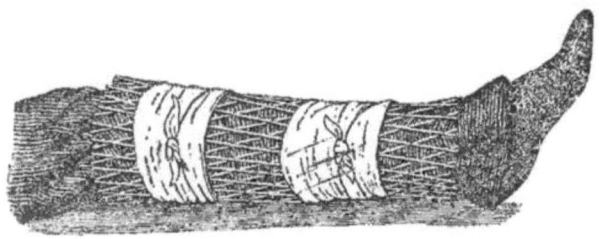

Fig. 42.

durch die Kleider, an der veränderten Form des Gliedes zu erkennen.

Wo nicht, so muss man die Kleider und Stiefel aufschneiden, nicht ausziehen! (Die grosse Schere der Krankenträger wird gezeigt; Fig. 39.)

Findet man, dass Knochen gebrochen sind, so sieht man sich nach Material um, welches zu Schienen verwendet werden könnte, und nach Mitteln, dieselben zu befestigen.

Hier muss man ruhig überlegen, und je besser man sich zu helfen weiss, desto leichter findet man überall die nöthigen Mittel.

Dabei kommt zunächst in Betracht, an welchem Orte sich der Verunglückte befindet. Ist es

1. in der Stadt oder in der Nähe von bewohnten Orten, so sucht man zu bekommen: Lineale (Fig. 40), Bretter, Späne (Schuster-, Tapeten-Späne), Cigarrenkisten (zerschneidet oder zersägt sie), Latten, Besenstiele, Blumenstöcke, Ellen oder Metermaasse, Pappe (Bücher, Journale, Zeitungen, Hutschachteln), Filz (alte Hüte), Fussmatten, Körbe, Rouleaux, Blumentopfgitter, Esstischbricken oder Rolldecken (ausgezeichnet). (Gooch's Spaltschiene.) S. Fig. 40 bis Fig. 42.

In den Küchen findet man: Kochlöffel, Pfannkuchenwender, Feuerzange, Feuerschaufel, Reiben, Blechstreifen (Fig. 45 u. 46).

Von Umstehenden erbittet man: Spazierstöcke, Regen- oder Sonnenschirme (Fig. 47).

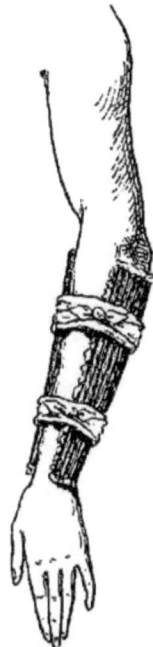

Fig. 43.

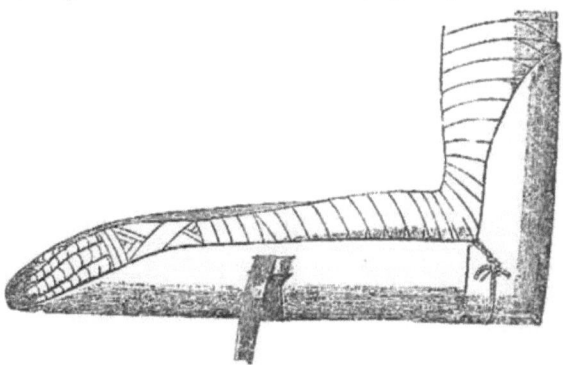

Fig. 44.

2. Auf freiem Felde, im Walde findet man: Aeste, Zweige, Baumrinde, Binsen, Stroh (Strohladen, Strohschienen),

36 Knochenbrüche.

Zäune, Stackete, macht Würste aus Aermeln (Rockärmel, Hemdärmel), Hosenbeinen, Strümpfen, die man mit Gras, Heu, Stroh ausstopft (Fig. 48—51).

3. Auf dem Schlachtfelde finden sich: Seitengewehre, Bajonette, Scheiden derselben, Lanzen, Gewehre, Karabiner,

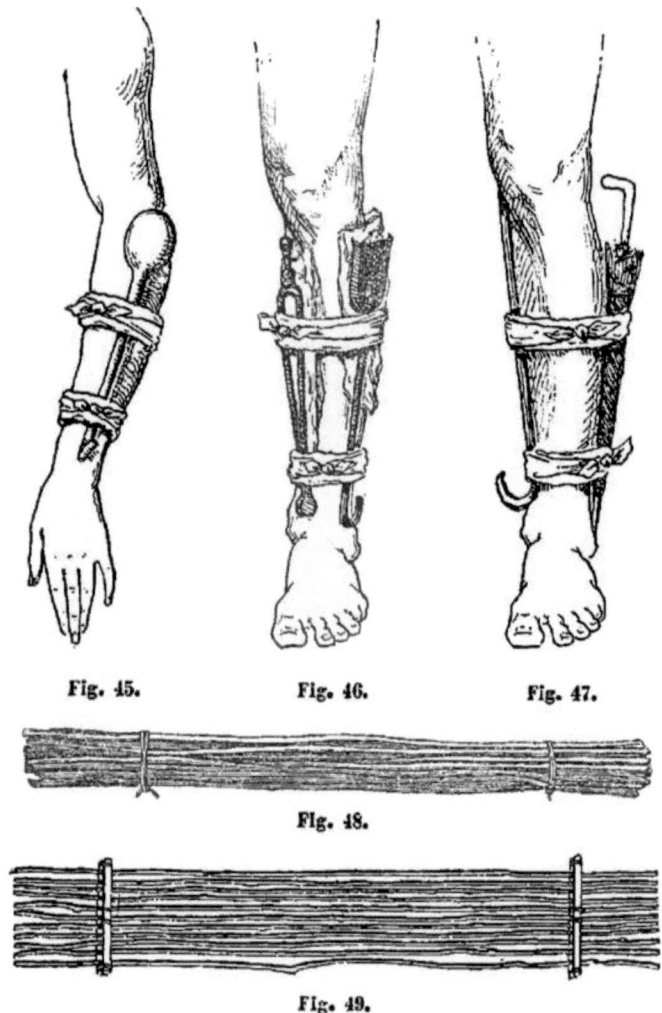

Fig. 45.   Fig. 46.   Fig. 47.

Fig. 48.

Fig. 49.

Leder und Filz von Sattelzeug, Steigbügelriemen, Telegraphendraht (Fig. 52).

Zur Polsterung benutzt man: Wolle, Watte, Flanell, Werg, Flachs, Jute, Heu, Moos.

Zur Befestigung der Schienen kann man gebrauchen: Binden (Kinderwickeln), Schnupftücher, Halstücher, Handtücher, Servietten, Tischtücher, Bettlaken; Stricke, Bindfaden, Strumpfbänder, Hosenträger, zerschnittene Hemden, Beinkleider, Röcke etc.

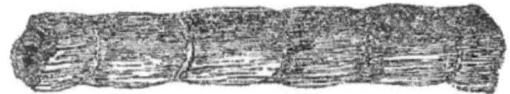

Fig. 50.

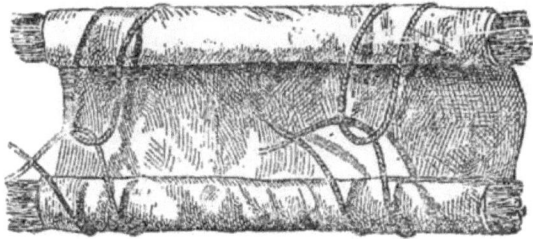

Fig. 51.

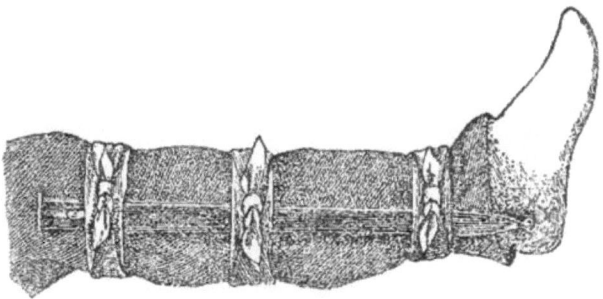

Fig. 52.

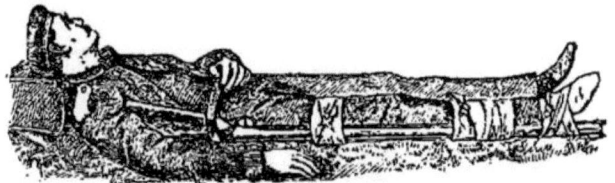

Fig. 53.

Auch die dem Verunglückten abgeschnittenen Kleidungsstücke kann man benutzen, z. B. den Mantel, den aufgeschnittenen Stiefel als Fusslade (Fig. 56). Auf Schlachtfeldern findet man für diesen Zweck viel Riemenzeug: z. B. Tornister-, Gewehr, Leib-, Steigbügelriemen.

Hat man mit den gefundenen Hülfsmitteln den Verletzten geschient und verbunden, dann gilt es, eine Tragbahre herzu-

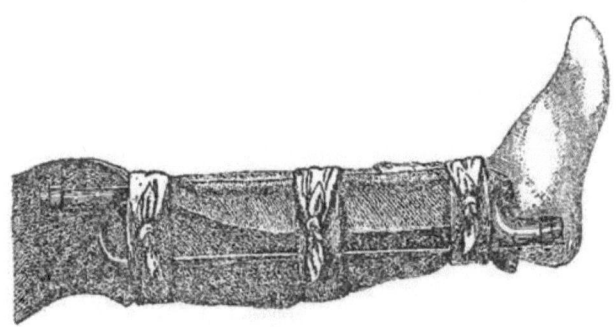

Fig. 54.

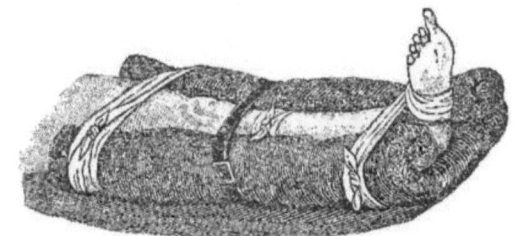

Fig. 55.

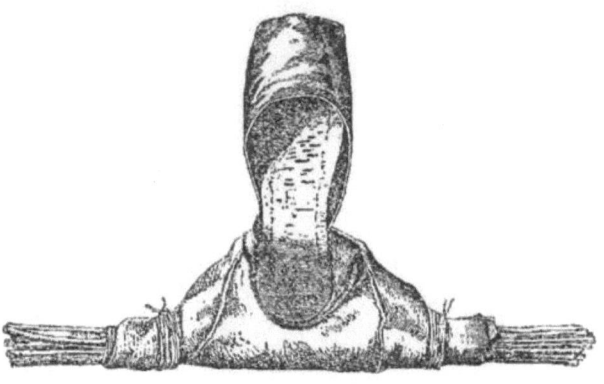

Fig. 56.

stellen oder einen Wagen herzurichten, den Patienten gut darauf zu lagern und ihn vorsichtig dahin zu transportiren, wo er ärztliche Hülfe findet. Davon später!

Verrenkungen und Verstauchungen.

Die dauernde Verschiebung der Knochenenden eines Gelenkes nach Zerreissung der Gelenkbänder nennt man

Verrenkung;

sie entsteht dadurch, dass eine äussere Gewalt (z. B. Fall, Ringen etc.) die Gelenkenden in eine Richtung treibt, für welche ihre Bewegungen nicht eingerichtet sind. (Modell und Abbildung eines verrenkten Ellbogengelenkes.)

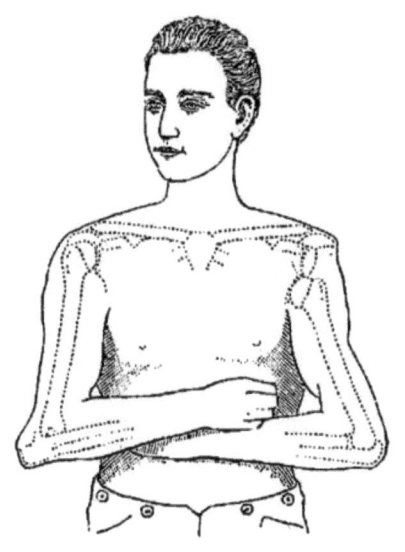
Fig. 57.

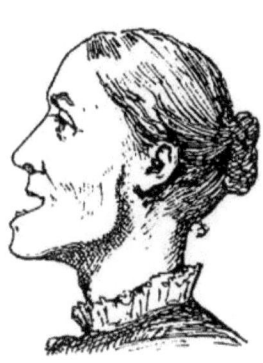
Fig. 58.

Wie erkennt man sie?
1. An der Formveränderung des Gelenkes, meist sehr sichtbar, wenn man das Gelenk der anderen Seite vergleicht (Abbildung einer Verrenkung des Schultergelenkes, Fig. 57);
2. die Beweglichkeit des Gelenks ist geringer (Abbildung eines verrenkten Unterkiefers, Fig. 58);
3. Versuche, das Gelenk zu bewegen, sind sehr schmerzhaft.

Behandlung.

Das Gelenk muss möglichst bald eingerichtet werden, aber nur vom Arzt!

Vermeide alle Versuche dazu, und warte ruhig ab, bis der Arzt kommt, oder trage den Kranken vorsichtig zu ihm hin, mit gut unterstütztem Gliede (dreieckiges Tuch).

Verstauchung.

So nennt man Zerrung und Zerreisung der Gelenkbänder und Quetschung der Gelenkenden durch äussere Gewalt (Stoss, Fall, Umknicken etc.).

Das Gelenk zeigt keine wesentliche Formveränderung (vergleiche die andere gesunde Seite!), schwillt aber bald an (durch Anfüllung mit Blut); jede Bewegung des Gelenkes ist behindert und schmerzhaft.

Behandlung.

Ruhe, bis der Arzt kommt; höchstens kalte Umschläge, kalte Einwicklung (mit nassen Binden oder Tüchern), zweckmässiger Transport zum Arzt.

Knetungen und Reibungen (Massage) des Gelenkes sind oft nützlich, aber nur nach Anweisung des Arztes. Die sogenannten Gliedsetzer verstehen diese Knetungen oft sehr gut, aber richten nicht selten grosses Unheil an, weil sie sie auch in ungeeigneten Fällen anwenden! Ich habe Fälle von Gelenkentzündungen gesehen, in denen solche Leute durch rohe Bewegungsversuche Knochenbrüche hervorgebracht hatten.

Verbrennung.

Durch die Einwirkung starker Hitze, des Feuers, der Flammen, geschmolzener Metalle etc. auf die Haut und die darunter liegenden Theile entsteht Verbrenung;

durch die Einwirkung heissen Wassers oder Dampfes die Verbrühung;

durch Einwirkung ätzender chemischer Substanzen (Säuren oder Laugen [Alkalien]) die Verätzung.

In ihren Folgen sind sich alle drei ziemlich gleich.

Man unterscheidet drei Grade der Verbrennung, je nach der Heftigkeit und Dauer der Einwirkung.

1. Schmerzhafte Röthung (oberflächliche Entzündung).
2. Blasenbildung (Brandblasen).

3. **Verkohlung** (schwarzer Schorf). (Abbildung eines Armes, an dem alle drei Grade der Verbrennung sichtbar, Fig. 59).

Unter den vielfachen Veranlassungen zu diesen Unglücksfällen will ich nur einige besprechen, welche in unserer Zeit am häufigsten vorkommen und jeden Menschenfreund auffordern, bei jeder Gelegenheit zur Vorsicht zu ermahnen.

Ausser den Theaterbränden, welche so massenhafte Opfer fordern, sind es die Gasexplosionen, welche meist vom gedankenlosen Offenlassen der Gashähne herrühren, sind es die Petroleumbrände, welche durch leichtsinnigen Gebrauch des Petroleums zum Anheizen oder durch sorglose Behandlung der Petroleumlampen verursacht werden.

Im Allgemeinen scheint das weibliche Geschlecht in dieser Beziehung unvorsichtiger zu sein als das männliche. Wie

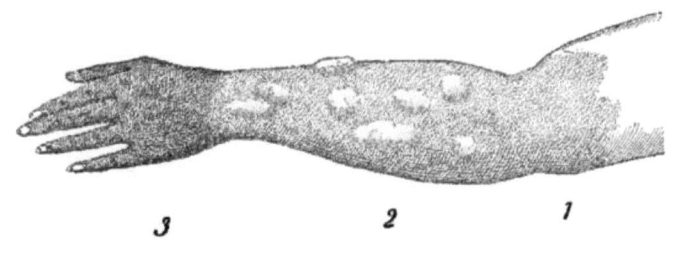

Fig. 59.

häufig gerathen nicht die leichten Kleider der Damen in Brand dadurch, dass sie mit Kerzen oder Spirituslampen, mit Benzin und Petroleum sorglos umgehen.

Wie viele Feuersbrünste dadurch entstehen, dass man Kinder mit Zündhölzchen spielen lässt, darüber berichten ja fast täglich die Zeitungen, und wie oft es vorkommt, dass gedankenlose Mütter oder Kindermägde Gefässe mit kochend heisser Milch oder Suppe so hinstellen, dass kleine Kinder sich dieselben über Gesicht und Hals, Brust und Arme reissen, das müssen wir leider nur zu oft in der Klinik erfahren, wo wir die nach solchen Verbrennungen zurückbleibenden entstellenden Narben durch oft recht schwierige Operationen zu beseitigen haben.

Wie viele Unglücksfälle der Art aber könnten verhütet werden, wenn Jedermann es für seine Pflicht hielte, recht dringlich zur Vorsicht aufzufordern, so oft er Zeuge solcher Unvorsichtigkeiten sein muss.

Aber Viele schweigen und gehen ihres Weges, wie der Priester und der Levit, und entschuldigen sich selbst mit dem Worte: Was geht es mich an! Lass doch Jeden für sich selbst sorgen!

Wer aber ein Samariter sein will, der übernimmt nach meiner Auffassung von unserem Werk auch die ernste Verpflichtung, in allen solchen Fällen energisch seine Stimme zu erheben und zur Vorsicht zu ermahnen, selbst wenn es als unberufene Einmischung in anderer Leute Angelegenheiten erscheint.

Dulde doch Niemand von uns in seinem Hause, dass die Petroleumkanne nach Sonnenuntergang und wo ein Licht oder ein Feuer in der Nähe ist, geöffnet werde, oder dass die Dienstboten Morgens in der Küche mit Petroleum das Feuer anlegen, oder dass Abends bei Licht noch mit Benzin die Flecken aus den Kleidern ausgemacht werden.

Sorge doch Jeder, dass nicht Zündhölzer oder Gefässe mit heissen Flüssigkeiten sich im Bereiche seiner Kinder befinden. Und wer seiner Frau oder seinen Töchtern leichte Stoffe zu Ballkleidern oder Vorhängen schenken will, der lasse sie doch vorher **unverbrennlich** machen.

Das **Verfahren** ist ja so einfach und so billig und die Farben der Stoffe werden dadurch ja nicht verdorben.

Es sollte allgemein bekannt sein, dass es genügt, solche Stoffe in eine Lösung von **schwefelsaurem Ammoniak** zu tauchen und sie darnach wieder zu trocknen und zu bügeln. Kommen sie dann mit einer Flamme in Berührung, so lodern sie nicht auf, sondern verkohlen langsam wie Zunder. (Wurde an Stücken bunter Gaze gezeigt.)

Wie kann man aber helfen, wenn z. B. die Kleider einer Frau in Brand gerathen sind? Wie geht es gewöhnlich dabei zu? Flammen hüllen die Unglückliche ein, versengen ihr Arme und Hände, ihren Hals und ihr Gesicht; Haare und Mütze lodern hell auf!

Am Besten würde es sein, wenn sie sich gleich zu Boden würfe und sich herumrollte und so die Flammen durch Druck erstickte. Aber dazu fehlt gewöhnlich die Geistesgegenwart, laut schreiend stürzt sie fort, der Zug verstärkt die Flammen und wie eine wandernde Feuersäule rast die Unglückliche von dannen.

Was ist da zu thun? Man laufe nicht fort, um Wasser zu holen, sondern ergreife die erste beste Decke, oder ziehe rasch den eigenen Rock aus, umwickle damit die Brennende, werfe sie nieder auf den Boden und rolle sie, bis die Flammen erstickt sind.

Dann erst hole man Wasser, viel Wasser, begiesse, durchnässe sie gründlich von oben bis unten, denn die heissen verkohlten Kleider brennen noch weiter ins Fleisch hinein.

Ebenso kühlt man bei **Verbrühungen** durch heisses Wasser oder Dampf (Kesselexplosionen) zunächst durch reichliches Uebergiessen mit kaltem Wasser Körper und Kleider ab.

Darnach trage man die Verbrannte behutsam in ein warmes Zimmer, lege sie auf den Boden auf einen Teppich, oder auf einen Tisch, nicht in ein Bett (weil man in einem solchen nicht gut herankommen kann) und **schicke sofort zum Arzte**.

Klagt die Verbrannte über Durst, so gebe man einen **warmen, erregenden** Trank (Thee, Grog), weil nach stärkeren Verbrennungen die Körperwärme alsbald zu sinken beginnt.

Dann müssen zunächst die **Kleider entfernt** werden, wobei man mit der grössten Vorsicht und Sorgfalt verfahren muss. Dazu nehmen Sie nicht mehr als zwei Personen zu Hülfe, von denen eine sich auf die andere Seite der Verbrannten stellt, die zweite das Nöthige zureicht. Alle Zuschauer müssen entfernt werden.

Nehmen Sie darauf eine **gute, grosse Schere** oder ein **scharfes Messer** und schneiden vorsichtig alle Kleidungsstücke so durch, dass sie von selbst abfallen. Nichts darf durch Ziehen oder Reissen entfernt werden, weil man sonst die Blasen zerreisst.

Versuchen Sie nur nicht, aus unzeitiger Sparsamkeit, etwas von der Kleidung erhalten zu wollen.

Ist etwas an der Haut festgeklebt, so lasse man es daran sitzen, umschneide es mit **scharfem** Messer oder Schere. Langsames Durchsägen mit stumpfen Messern macht unsägliche Schmerzen.

Nur keine Blasen abreissen, denn die Oberhaut bildet den besten Schutz für die sonst entblösste Unterhaut.

Wohl aber darf man sie, wenn sie sehr gespannt sind, mit einer **Nadel aufstechen**, damit das Wasser ausfliesst.

Ist immer noch kein Arzt zur Stelle, so ist die nächste Aufgabe, die furchtbaren Schmerzen zu lindern.

Eintauchen in kaltes Wasser oder kalte Umschläge pflegen den Schmerz nur zu verschlimmern.

Viel besser (wohlthuender) ist es, solche Mittel anzuwenden, welche die verbrannten Hautstellen der Einwirkung der Luft entziehen und zugleich eine schmerzstillende und eine fäulnisswidrige Wirkung haben.

Ist eine Apotheke in der Nähe (oder eine Samariter-Apotheke im Hause), so hole man die **antiseptische Brandsalbe**, eine Mischung von Oel und Kalkwasser mit 1% Thymol, 2% Creolin oder 10% Jodoform, tauche Läppchen von reiner feiner Leinewand, Mull oder Watte in dieselbe und bedecke damit die verbrannten Hautstellen. In ähnlicher Weise lässt sich eine Bor- oder Salicylsalbe verwenden, sowie Jodoformpulver oder Jodoformmull, welches sehr rasch die Schmerzen beseitigt.

Beim späteren Wechseln der Läppchen muss mit grosser Vorsicht verfahren werden, wenn der Verbrannte nicht grosse Schmerzen leiden soll, weil dieselben leicht an der Haut festkleben.

Ist keine Brandsalbe zu bekommen, so kann man auch die verbrannten Stellen bestreuen mit **trockenen antiseptischen Pulvern**, als Jodoform, Creolin, Borsäure, Salicylsäure und darüber Watte oder Mull mit einem Tuche befestigen.

Sind auch solche nicht zu haben, dann versuche man andere Mittel, welche sich als Haus- und Volksmittel mit Recht eines gewissen Rufes erfreuen und die später, wenn ärztliche Hülfe gekommen ist, durch bessere antiseptische Mittel ersetzt werden können.

Dahin gehören: das Bestreichen mit Oel (Lampenöl, Salatöl, Ricinusöl), mit Fett, Schmalz, Butter, Gummischleim, flüssigem Leim, Syrup, Fruchtgelée, Talk, das Bestreuen mit Mehl, Kohlenpulver, doppeltkohlensaurem Natron (Bullrichs Salz), das Einhüllen in reine lockere Watte, von der man zuvor den glänzenden Ueberzug abgezogen hat.

Alle diese Mittel sind dadurch wirksam, dass sie die verbrannte Haut vor der Einwirkung der Luft schützen und dadurch den Schmerz lindern.

Nach sehr ausgedehnten Verbrennungen und Verbrühungen pflegen die Kranken (besonders auch Kinder) ganz ruhig zu sein, wenig Schmerzen zu empfinden; sie seufzen bisweilen tief auf, und verlangen nur Wasser zu trinken. Dann pflegt das Ende nahe zu sein.

Bisweilen kann hier der Tod noch durch **warme Bäder** und durch **Einspritzung von warmen Salzlösungen in die Adern** abgewendet werden. Aber um so schleuniger muss ärztliche Hülfe herbeigeholt werden.

Wenn Jemand in eine **Kalkgrube** oder in Seifenlauge fällt, so ziehe man ihn so rasch, wie möglich, heraus, begiesse ihn reichlich mit Wasser oder werfe ihn in ein Wasser, wenn es in der Nähe ist, um den Kalk abzuspülen.

Die Aetzwirkung wird am besten **bekämpft** durch eine **Säure**, durch Waschen der geätzten Stellen mit Essig und Wasser, verdünnte Schwefelsäure etc.; dann lege man Oel auf, wie bei der Verbrennung.

Ist **Kalk ins Auge** gekommen, so verfahre man ebenso. Einträufeln von Zuckerwasser lindert sofort den Schmerz.

Ist Jemand mit **Säuren** begossen (Schwefelsäure, Salpetersäure, Salzsäure, Oleum, Vitriolöl), so ist ausser dem reichlichen Abspülen mit Wasser irgend ein **Alkali** anzuwenden, welches gerade zur Hand ist, z. B. kohlensaures Natron (Soda), Kalkwasser (durch Auflösen eines beliebigen Stückes Aetzkalk oder Mörtel in Wasser), Schmierseife u. s. w.

VIERTER VORTRAG.

Ertrinken.

Jeder Mensch sollte schwimmen können, nicht nur um sich selbst retten, sondern auch, um Anderen Hülfe leisten zu können, welche in Gefahr sind, zu ertrinken.

Es ist Pflicht der Eltern, dafür zu sorgen, dass ihre Kinder das Schwimmen erlernen. Dies ist eine Fertigkeit, welche, einmal erlernt, kaum jemals wieder vergessen, verlernt wird.

Das Bewusstsein, schwimmen zu können, verleiht Ruhe und Kaltblütigkeit denen, die ins Wasser fallen, während Menschen, die nicht schwimmen können, meist ganz verwirrt werden, so dass sie weder sehen noch hören und die unzweckmässigsten Bewegungen machen. Dadurch wird es oft ausserordentlich schwierig, gefährlich oder ganz unmöglich, sie vorm Ertrinken zu retten; meist klammern sie sich krampfhaft an Schwimmer, die ihnen zu Hülfe kommen wollen, an und verhindern dieselben dadurch, sie über Wasser zu halten und in Sicherheit zu bringen.

Unter unsern Seeleuten herrscht noch vielfach die Ansicht, dass es für sie besser sei, nicht schwimmen zu können. Denn, sagen sie, wenn man über Bord fällt, dann ist es besser, gleich zu Grunde zu gehen, als sich noch lange Zeit in grösster Todesangst damit abzuquälen, sich über Wasser zu halten.

Dies ist ganz falsch, denn die Erfahrung hat oft genug gezeigt, dass Seeleute gerettet wurden, nachdem sie längere Zeit mit den Wellen gekämpft hatten.

Man sollte deshalb diese unrichtige Ansicht auf alle Weise zu bekämpfen suchen.

Unsere Schul- und Turnlehrer wissen oder sollten es wissen, dass man das Schwimmen erlernen kann, ohne ins Wasser zu gehen.

Mit dem Bauch auf einer Bank liegend, kann man die wenigen Bewegungen leicht einüben, welche nothwendig sind

Ertrinken.

um sich im Wasser oben zu halten und vorwärts zu bringen. Es wäre deshalb sehr zu wünschen, dass in jeder Schule alljährlich mit jedem Kinde diese Uebungen vorgenommen würden.

Noch besser wäre es freilich, wenn allen Kindern, bevor sie die Schule verlassen, Gelegenheit gegeben würde, das Schwimmen im Wasser zu erlernen.

Wenn ein Mensch ins Wasser fällt, der nicht schwimmen gelernt hat, so kann er sich dadurch vorm Ertrinken retten, dass er

1. auf dem Rücken liegend, den Kopf nach rückwärts, den Mund nach oben richtet,
2. seine **Lungen** möglichst **voll Luft** pumpt (durch tiefes Einathmen, kurzes Ausathmen),
3. die **Arme nicht** aus dem **Wasser** erhebt.

Da diese Thatsache wohl nicht allgemein bekannt ist, so zeige ich Ihnen das folgende Experiment.

(Bei dieser Puppe bleibt, wie Sie sehen, der **Mund über Wasser**, so lange die **Arme unter Wasser** bleiben; werden die Arme aber in die Höhe gerichtet, so sinkt sofort der Mund unter die Oberfläche des Wassers.)

Ich kenne mehrere Fälle, in denen **Frauen** und selbst **Kinder**, die nicht schwimmen konnten, und beim Baden in tiefes Wasser geriethen, auf diese Weise sich selbst retteten.

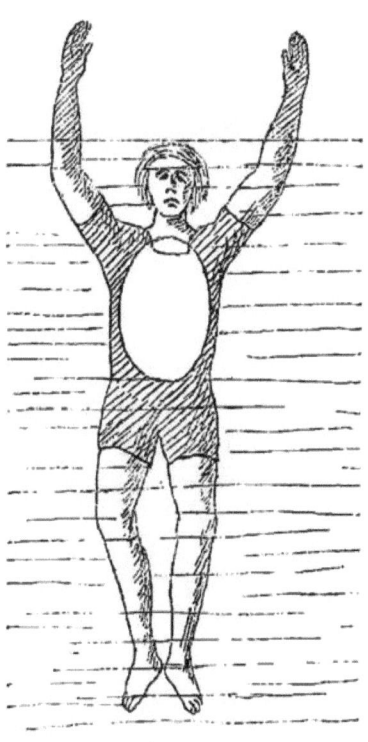

Fig. 60.

Es beruht das darauf, dass der menschliche Körper ein **wenig leichter** ist, als eine gleich grosse Menge Wasser, die er verdrängt. Werden aber die Arme (wie beim Hülferufen) in die Höhe gehoben, dann muss nothwendiger Weise der Kopf um so tiefer einsinken (Fig. 60).

Es ist daher sehr zu rathen, dass Alle, welche **schwimmen lernen wollen, zuerst lernen, wie man ohne irgend welche Kraftanstrengung auf der Oberfläche des Wassers treiben**

kann. Ein Jeder kann dies im seichten Wasser üben und mit
Leichtigkeit erlernen.

Die Stellungen, welche für dieses Obentreiben die
besten sind, zeigen Figg. 61 u. 62.

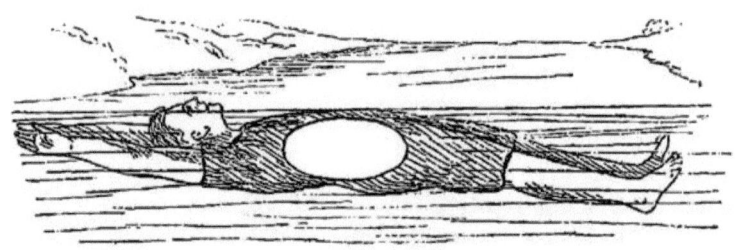

Fig. 61.

Wenn die beiden Arme nach hinten über den Kopf hin
ausgestreckt werden, so nimmt der Körper eine horizontale
Lage ein, wobei sich Gesicht und Mund ausserhalb des Wassers befinden.

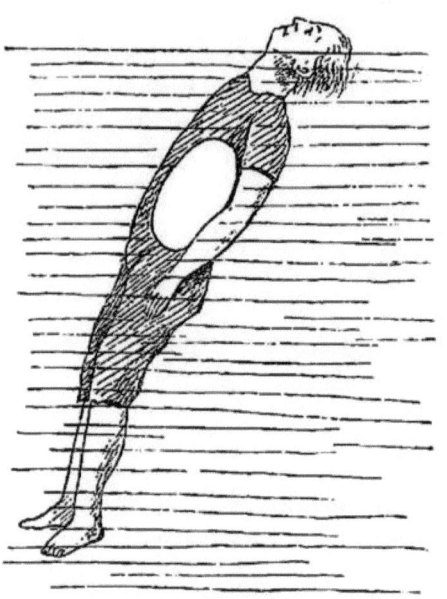

Fig. 62.

Warum dies so sein muss, zeigt Ihnen diese Skizze, auf welcher der weisse Fleck die Luft andeutet, welche sich in unsern Lungen und Eingeweiden befindet und uns das Schwimmen ermöglicht (Fig. 61).

Bei nach hinten ausgestreckten Armen ist das Gewicht der obern und untern Körperhälfte ziemlich gleich, so dass also der Körper um diese grosse Luftblase, die nach oben strebt, pendelt.

Legt man aber die
Arme nach unten an den Körper an, so wird die untere Körperhälfte schwerer, die Füsse sinken und der ganze Körper nimmt

eine mehr aufrechte (verticale) Stellung an. Will man in dieser Stellung den Mund ausser Wasser halten, so muss der Kopf stark hintenüber gebogen werden, was auf die Dauer sehr anstrengend wird. Doch weiss jeder Schwimmer, dass man in dieser Stellung durch ganz leichte Bewegungen der Hände und Füsse den Kopf ganz ausser Wasser halten kann (Wassertreten).

Wenn ein Mensch vom Ufer oder aus einem Boote ins Wasser fällt, und kein Schwimmer in der Nähe ist, der ihn herausholen kann, so genügt es meist, ihm ein Ruder oder einen Strick hinzureichen, denn der Ertrinkende kommt gewöhnlich noch einmal wieder in die Höhe, ehe er erstickt, und greift dann nach jedem Strohhalm, wie das Sprichwort sagt. Wenn aber nichts dergleichen zur Hand ist, dann darf man doch nicht den Kopf verlieren und nur die Hände ringen, sondern man ziehe rasch seinen eigenen Rock aus, fasse ihn am Ende des einen Aermels und werfe den andern Aermel oder den Rockschooss dem Ertrinkenden zu, um nur erst mit ihm eine (1—1½ Meter lange) Verbindung herzustellen.

Ein alter Schiffskapitän erzählt, dass er auf diese Art schon vielen Ertrinkenden das Leben gerettet habe.

Wenn der Samariter schwimmen kann, so springe er hinein und suche den Ertrinkenden zu fassen, hüte sich aber, sich von ihm erfassen zu lassen, weil sonst leicht beide ertrinken.

Wenn möglich, nehme er in der einen Hand einen Strick mit, der am Boot oder am Lande befestigt ist oder von Anderen festgehalten wird.

Als Anmerkung gebe ich hier die sehr zweckmässigen Vorschriften, welche der Vorstand des Seemanns-Amts der freien Hansestadt Hamburg, Herr Wasserschout Tetens, für die Rettung Ertrinkender durch Schwimmer gegeben hat.

1. Wenn man sich einem Ertrinkenden nähert, rufe man ihm mit lauter, fester Stimme zu, dass er gerettet sei. 2. Ehe man ins Wasser springt, entkleide man sich so vollständig und schnell wie möglich. Man reisse nöthigenfalls die Kleider ab, hat man aber keine Zeit dazu, so löse man jedenfalls die Unterbeinkleider am Fuss, wenn sie zugebunden sind. Unterlässt man dies, so füllen sie sich mit Wasser und halten den Schwimmer auf. 3. Man ergreife den Ertrinkenden nicht, so lange er noch stark im Wasser arbeitet, sondern warte einige Secunden, bis er ruhig wird. Es ist Tollkühnheit, Jemanden zu ergreifen, während er mit den Wellen kämpft, und wer es thut, setzt sich einer grossen Gefahr aus. 4. Ist der Verunglückte ruhig, so nähere man sich ihm, ergreife ihn beim Haupthaar, werfe

ihn so schnell als möglich auf den Rücken und gebe ihm einen plötzlichen Ruck, um ihn oben zu halten. Darauf werfe man sich selbst ebenfalls auf den Rücken und schwimme so dem Lande zu, indem man mit beiden Händen den Körper am Haar festhält und den Kopf desselben, natürlich mit dem Gesicht nach oben, sich auf den Leib legt. Man erreicht so schneller und sicherer das Land, als auf irgend eine andere Art, und ein geübter Schwimmer kann sogar 2 bis 3 Personen über Wasser halten. Ein grosser Vortheil dieses Verfahrens, das sich als das beste herausgestellt hat, besteht darin, dass man in den Stand gesetzt wird, sowohl seinen eignen, als auch des Verunglückten Kopf über Wasser zu halten. Auch kann man in dieser Weise sehr lange treiben, was von grosser Wichtigkeit ist, wenn man ein Boot oder sonstige Hülfe zu erwarten hat. 5. Der „Todesgriff" kommt erfahrungsgemäss ungemein selten vor. Sobald ein Ertrinkender schwach wird und seine Besinnung verliert, wird sein Griff allmählich schwächer, bis die Hand zuletzt ihren Halt gänzlich fahren lässt. Man braucht also dieses „Todesgriffes" wegen keine Furcht zu hegen, wenn man Jemanden durch Schwimmen zu retten beabsichtigt. 6. Wenn Jemand zu Grunde gegangen ist, so kann die Stelle, wo der Körper liegt, bei schlichtem Wasser genau an den Luftblasen erkannt werden, die gelegentlich zur Oberfläche emporsteigen. Einer etwaigen Strömung, welche die Blasen am senkrechten Emporsteigen hindert, muss dabei natürlich Rechnung getragen werden. Man kann oft, indem man in der durch die Blasen bezeichneten Richtung niedertaucht, einen Körper wiedererlangen, ehe es zur Wiederbelebung desselben zu spät ist. 7. Taucht man nach einem Körper, so ergreife man ihn am Haar, jedoch nur mit einer Hand und gebrauche die andere Hand und die Füsse dazu, sich zum Wasserspiegel zu erheben. 8. In See ist es, falls der Strom vom Lande absetzt, ein grosser Fehler, wenn man versucht, das Land zu erreichen. Man werfe sich dann lieber auf den Rücken, gleichviel, ob man allein oder mit einem Körper belastet ist, und treibe so lange, bis Hülfe naht. Mancher, der gegen den Strom dem Lande zuschwimmt, erschöpft seine Kräfte und geht unter, während ein Boot oder andere Hülfe hätte beschafft werden können, wenn er sich hätte treiben lassen. 9. Diese Anweisungen sind unter allen Umständen gültig, sowohl in schlichtem Wasser als in der unruhigsten See.

Wenn Jemand auf schwachem Eise eingebrochen ist und sich nicht selbst wieder herausarbeiten kann, weil die Ränder der Eislücke immer wieder abbrechen, dann ist bekanntlich eine lange Leiter, ein Brett oder eine lange Stange, die man zu ihm hinschiebt, das beste Mittel, um ihm herauszuhelfen, weil dadurch die Last auf eine grössere Fläche vertheilt wird. Sehr zweckmässig ist es auch, eine an einem langen Strick mittelst einer eisernen Gabel befestigte Kegelkugel dem Verunglückten hinzurollen, an der er sich festhalten kann, bis mehr Hülfe kommt (Fig. 63). Das Verdienst dieser Erfindung gebührt unserem Mitbürger, dem Herrn Apotheker Rüdel; durch dieselbe sind schon mehrfach Menschen, die auf dem kleinen Kiel¹) eingebrochen waren, gerettet worden²).

Will man sich dem Eingebrochenen rettend nahen, so muss man entweder auf dem Bauche zu ihm hin kriechen, sobald man

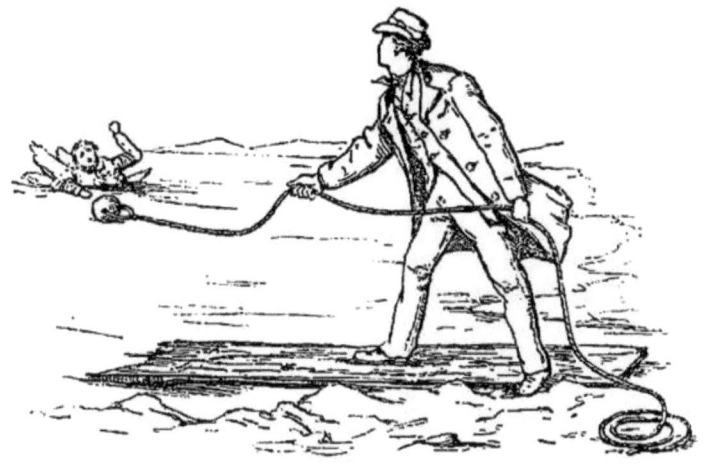

Fig. 63.

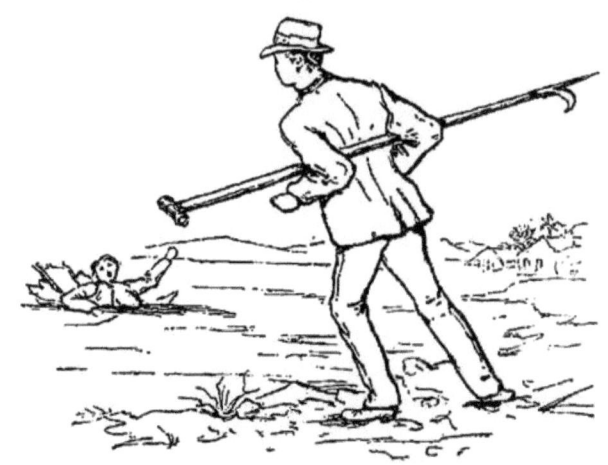

Fig. 64.

auf das schwache Eis kommt, oder mindestens einen langen Stock mitnehmen, den man quer über den Rücken legt und mit beiden Armen festhält (Fig. 64).

---

1) Ein grosser Teich inmitten der Stadt.
2) Das Modell wurde vorgezeigt.

Der Tod im Wasser erfolgt auf zweierlei Weise.

1. Am häufigsten durch Erstickung, indem Wasser statt der Luft in die Lungen eingeathmet wird, wobei gleichzeitig meist eine Menge Wasser verschluckt wird. Der Ertrunkene, der in diesem Falle oft lange mit dem Tode gerungen hat, zeigt das Aussehen eines Erstickten, ein blaurothes, aufgedunsenes Gesicht, dunkel blaurothe Lippen, blutunterlaufene Augen; es findet sich viel Wasser im Magen, schaumig wässrige Flüssigkeit im Munde, in der Luftröhre und in den Lungen.

2. Seltener tritt sofort eine Ohnmacht ein, d. h. der Herzschlag und die Athembewegungen hören auf, die Stimmritze, der Eingang in die Luftröhre schliesst sich krampfhaft, so dass wenig oder gar kein Wasser in die Lungen eindringen kann. Das Gesicht des Ertrunkenen ist dann blass, schlaff, im Munde findet sich wenig oder gar keine schaumige Flüssigkeit.

In diesem Falle ist die Aussicht, das Leben zu retten, grösser, als in dem ersteren.

Da selbst nach stundenlangem Aufenthalt unter Wasser das Leben nicht vollständig erloschen zu sein braucht, so sollte jeder Ertrunkene als scheintodt betrachtet werden. In der That gelingt es bisweilen, durch stundenlang fortgesetzte Bemühungen, das Leben zurückzurufen.

Die Wiederbelebungsversuche bei Ertrunkenen müssen mit Ruhe, Kraft und Ausdauer angestellt werden, und zwar in folgender Weise:

1. Man schicke gleich und zuerst nach einem Arzt, nach Decken und trockener Kleidung.

2. Dann beginne man sofort mit Wiederbelebungsversuchen, wenn irgend möglich draussen in der frischen Luft (ausser bei sehr schlechtem Wetter, grosser Kälte, starkem Regen etc.).

3. Die erste und dringendste Aufgabe ist es: die Athmung wiederherzustellen; erst, wenn dies gelungen ist, darf man den Blutkreislauf und die Wärme des Körpers zurückzurufen suchen (mit Ausnahme der Entfernung der nassen Kleider und dem Abtrocknen der Haut), sonst gefährdet man den Erfolg.

4. Die Bemühungen, das Leben zurückzurufen, müssen unablässig fortgesetzt werden, bis ärztliche Hülfe kommt, oder bis Athmung und Herzschlag (Puls) viele Stunden lang aufgehört haben.

5. Man stelle den Ertrunkenen nicht auf den Kopf, hebe ihn nicht bei den Beinen in die Höhe, sondern lege ihn zu-

nächst (auf einer Unterlage von Decken oder Kleidungsstücken oder über seine Knie) auf den **Bauch**, den einen **Arm unter den Kopf**, den Kopf und die Brust **etwas tiefer**, als den übrigen Körper und übe einen Druck auf den Rücken, um die in Lunge und Magen eingedrungene Flüssigkeit ausfliessen zu lassen.

6. Um der **Luft freien Zutritt** zur Luftröhre zu verschaffen, öffne man den Mund, reinige ihn und die Nase von Schlamm etc. (mit dem Taschentuch), ziehe die Zunge hervor und halte sie nach vorne (am besten durch ein über Zungenspitze und Kinn gelegtes elastisches Band, Tuch, Tau etc.) oder schiebe den **Kiefer vor**.

7. Man entferne die nassen Kleider, vor Allem zuerst die engen Kleidungsstücke von Hals und Brust (Halstuch, Hemdknöpfe, Tragbänder).

8. Um **freiwillige** Athembewegungen hervorzurufen, kann man sogleich die Naslöcher reizen durch Schnupftabak oder Riechsalz, oder den Schlund mit einer Feder kitzeln, Brust und Gesicht tüchtig reiben und abwechselnd mit kaltem oder heissem Wasser bespritzen, die Brust kräftig mit einem nassen Tuch schlagen.

9. Erfolgen darnach aber nicht alsbald Athembewegungen, so halte man sich nicht lange dabei auf, sondern gehe sofort über zur

künstlichen Athmung.

10. Dieselbe hat den Zweck, den Brustkasten abwechselnd auszudehnen und zusammenzupressen, damit frische Luft in die Lungen eindringe.

11. Man kann diese Bewegungen auf verschiedene Weise ausführen, am besten nach dem **Verfahren von Silvester**, welches ich vorzugsweise empfehle, weil es in meiner Klinik sehr oft die besten Dienste geleistet hat, und weil es im Nothfalle von einem einzelnen Menschen geübt werden kann, und zwar folgendermassen:

12. Man legt den Scheintodten flach auf den Rücken, Kopf und Schultern etwas erhöht durch ein zusammengefaltetes Kleidungsstück. (Fig. 65—67.)

13. Man stellt sich hinter denselben, ergreift beide Arme

54 Ertrinken.

oberhalb der Ellbogen, erhebt sie sanft und gleichmässig bis über den Kopf und hält sie hier 2 Secunden fest.

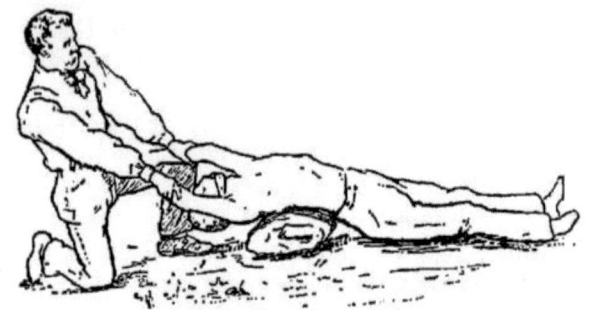

Fig. 65.

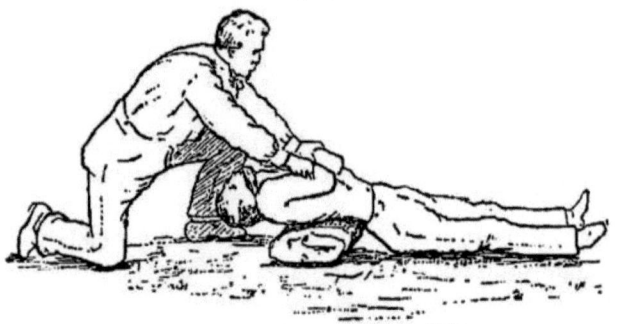

Fig. 66.

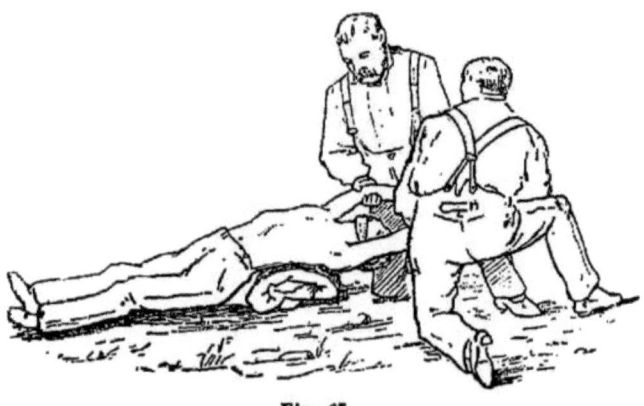

Fig. 67.

Dadurch wird der Brustkorb ausgedehnt und die Luft in die Lungen gezogen.

Ertrinken.   55

14. Dann führt man die Arme auf demselben Wege zurück und drückt sie sanft aber fest 2 Secunden lang gegen die Seiten des Brustkastens.

Dadurch wird die Luft wieder aus den Lungen ausgepresst.

15. Sind zwei Helfer zur Hand, so stellt sich einer auf jede Seite des Ertrunkenen; jeder ergreift einen Arm und auf Commando 1, 2, 3, 4 machen nun beide dieselben Bewegungen.

16. Diese Bewegungen werden, ungefähr 15 mal in der Minute, so lange vorsichtig und beharrlich wiederholt, bis man bemerkt, dass selbstthätige Athembewegungen beginnen.

Gewöhnlich kündigt sich der erste Athemzug durch eine plötzliche Farbenveränderung des Gesichtes an. (Das blasse röthet sich und umgekehrt.)

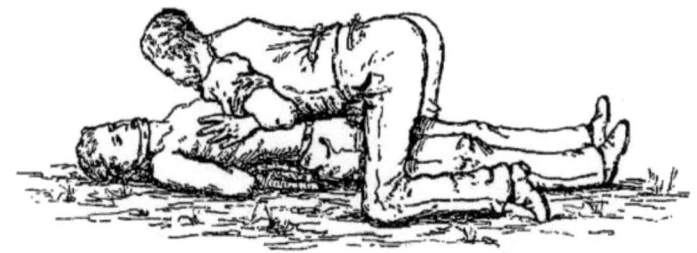

Fig. 68.

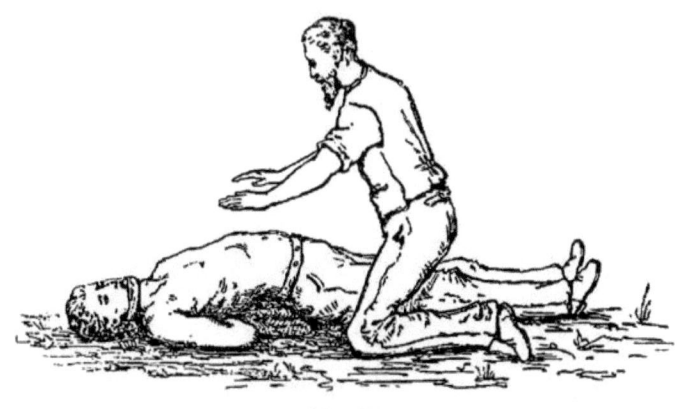

Fig. 69.

Ein anderes, auch sehr wirksames Verfahren ist das von Howard empfohlene einfache Flachdrücken des Brustkastens. (Fig. 68 u. 69.)

17. Der Scheintodte wird auf den Rücken, ein Polster aus zusammengerollten Kleidern unter die Lendengegend gelegt, die Arme werden unter dem Rücken gekreuzt.

18. Ein Gehülfe, der oberhalb des Kopfendes kniet, hält die aus der Mundhöhle hervorgezogene Zunge mittelst eines trockenen Tuches im rechten Mundwinkel fest oder schiebt den Unterkiefer mit beiden hinter dem Kieferwinkel angelegten Händen vorwärts. (Fig. 70.)

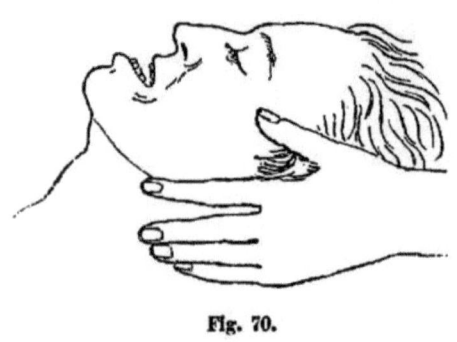

Fig. 70.

19. Der Helfer kniet rittlings über den Hüften des Scheintodten, legt beide Hände flach ausgebreitet auf dessen untere Brustwand, und indem er seine Ellbogen in die Seiten stemmt, beugt er sich langsam, mit dem ganzen Gewicht seines Körpers drückend, soweit vornüber, dass sein Mund fast den Kopf des Leblosen berührt. Dadurch wird die Luft aus dessen Brustkasten herausgepresst.

20. Darauf richtet er sich schnell wieder auf und lässt die Hände los, so dass der Brustkasten sich wieder ausdehnen kann.

21. Auch dies Verfahren muss in gleichmässigem Wechsel (1, 2, 3, 4 zählend) und nicht zu stürmisch ausgeführt werden.

22. Bei mageren Menschen und Kindern kann man auch von oben her mit den gekrümmten Fingern unter die Ränder der Rippen greifend den Brustkorb abwechselnd in die Höhe ziehen und wieder herabdrücken, ein Verfahren, welches von Schüller angegeben ist.

Sobald sich nun bei diesen Bemühungen selbstthätige Athembewegungen einstellen, hört man sofort damit auf und sucht nun den Blutkreislauf (Herzthätigkeit) und die Körperwärme wiederherzustellen.

23. Man hüllt den Körper in trockene Decken ein und reibt die Glieder kräftig von unten nach oben unter der Decke oder über warmen Kleidungsstücken (die man in der Regel von den Zuschauern erhalten kann).

24. Dann bringt man ihn wenn möglich in ein warmes Bett, bedeckt ihn mit gewärmten Flanelltüchern, legt Flaschen oder

Blasen mit warmem Wasser gefüllt, oder erwärmte Steine etc. auf die Magengrube, in die Achselhöhlen, zwischen die Schenkel und an die Fusssohlen.

25. Wenn endlich das Leben soweit zurückgekehrt ist, dass der Verunglückte wieder zu schlucken vermag, so flösse man ihm warme Flüssigkeiten theelöffelweise ein, warmes Wasser, Thee, Kaffee, Grog, Wein, aber nicht in zu grosser Quantität (warme Bäder nur auf Anordnung eines Arztes).

Erfrierung

kommt nicht blos bei sehr hohen Kältegraden zu Stande; oft auch bei geringer Kälte, wenn Menschen, die durch lange Märsche und Hunger erschöpft oder durch geistige Getränke betäubt sind, sich niedersetzen und einschlafen, und nun ein starker Wind ihnen rasch die Lebenswärme und das Bewusstsein entzieht.

Fällt dabei reichlicher Schnee, so ist das nur günstig, weil Schnee ein schlechter Wärmeleiter ist. Eingeschneite sind meist leichter wieder ins Leben zurückzurufen.

Bei Erfrorenen ist die ganze Körperoberfläche bleich und kalt, nur an Nase, Mund, an Händen und Füssen zeigt sich ein bläulicher Schimmer. Das Athmen hat aufgehört, der Puls ist nicht mehr zu fühlen. Die Glieder sind gefühllos, steif, die äussersten Enden (Nase, Ohren, Finger, Zehen, Arme, Beine) oft hart gefroren, eisig kalt.

Die Wiederbelebungsversuche müssen mit der grössten Vorsicht angestellt werden, die Erwärmung darf nur ganz allmählich geschehen.

Bringt man Erfrorene gleich in warme Räume, so gehen sie sicher zu Grunde!

Man trage den Verunglückten vorsichtig in einen geschlossenen, aber kalten Raum und entkleide ihn vorsichtig (durch Aufschneiden), damit man nicht die steifen Glieder zerbreche.

Ist Schnee da, so bedecke man den ganzen Körper mit Schnee und reibe ihn tüchtig damit. Wo nicht, so bedecke und reibe man den Patienten mit kalten nassen Tüchern, kaltem Sand oder setze ihn in ein eiskaltes Wasserbad. Abwechselnd macht man künstliche Athembewegungen (wie bei Ertrunkenen).

Wenn sich dann **selbständige** Athembewegungen einstellen und die Glieder biegsamer werden, dann trägt man den Patienten in ein **mässig gewärmtes Zimmer**, deckt ihn leicht mit **kalten Decken und Laken** zu, und darf erst ganz allmählich zum Reiben mit **warmen Tüchern** übergehen und das Zimmer wärmer heizen lassen.

Dann versucht man durch **Riechmittel** (Salmiakgeist, Aether, Hoffmannsche Tropfen, zerschnittene Zwiebeln) und leichte **innere Reizmittel** (leichten kalten Wein, kalten Kaffee, Suppe) das Bewusstsein wieder zurückzurufen.

In derselben Weise verfährt man, wenn nur einzelne Körpertheile erfroren sind. Bleiben dieselben trotz der vorsichtigen Behandlung gefühllos, blau, schwellen an, bekommen Brandblasen, dann ist die grösste Gefahr vorhanden, dass sie **brandig** werden, absterben.

Durch Bindeneinwicklung und hohe Lage (Aufhängen) kann diese Gefahr bisweilen noch abgewendet werden.

Erstickungen

kommen am häufigsten zu Stande durch

   Einathmung schädlicher Luftarten:

z. B. von **Kohlendunst** nach Verschluss der Ofenklappen,
von **Leuchtgas**, welches aus offen gelassenen Hähnen, schadhaften Röhren strömte,
von **Schwefelwasserstoff** und **Grubengas**, welches sich in Senkgruben, Abzugskanälen, alten Brunnen ansammelte,
und von **Kohlensäure**, welche sich in von Menschen überfüllten Räumen, in Brunnen oder in Kellern entwickelte, in denen neuer Wein oder Bier gährt.

Die Menschen, welche solche Luftarten einathmen, werden alsbald betäubt, das Athemholen wird gehemmt, der Puls stockt, sie verlieren das Bewusstsein, sinken ohnmächtig zusammen, bekommen Krämpfe und sterben, wenn nicht alsbald Hülfe kommt.

Hier gilt es, zunächst die Bewusstlosen oder Scheintodten **herauszuschaffen an die frische Luft**.

Aber dabei muss der Helfer mit der grössten Vorsicht verfahren, damit er nicht selbst zum Opfer falle.

Muss man in ein mit **Kohlendunst** erfülltes Zimmer dringen, so suche man zuerst einen kräftigen **Luftzug** zu erzeugen mittelst Oeffnen der Thüren und Einstossen der Fenster, wenn möglich von aussen her (mit Leitern, Stangen).

Ist letzteres nicht möglich, so binde man sich ein in Wasser (oder Essigwasser, halb und halb) getauchtes Tuch vor Nase und Mund, schöpfe vor der Thür noch einmal tief Athem, springe dann durch das Zimmer auf das nächste Fenster zu, schlage eine Scheibe aus, stecke den Kopf durch dieselbe und schöpfe frische Luft, springe zum nächsten Fenster und fahre so fort, bis starker Zug den Kohlendunst vertrieben hat und die Bewusstlosen herausgeholt werden können.

Ist Leuchtgas ins Zimmer ausgeströmt, so darf man natürlich nicht mit Licht hineintreten, sondern suche vorsichtig im·Dunkeln gegen das Fenster vorzudringen.

Ist ein in eine Grube hinabgestiegener Mensch bewusstlos geworden, so beweist das hinreichend die Gefährlichkeit der darin befindlichen Luft.

(Die viel empfohlene „Lichtprobe" ist unzuverlässig und Zeitverschwendung! In Schwefelwasserstoffgas brennt das Licht weiter.)

Man sende sofort nach Leitern und Seilen und einem Mundschutzverband (Essig- oder Kalkwasser), suche aber dann die giftigen Gase, welche meist schwerer, als die gewöhnliche Luft sind, herauszuschaffen, indem man eine starke Luftbewegung hervorbringt. (Durch Schiessen, Hinabwerfen von brennendem Stroh oder Papier, durch Herablassen und Schnellwiederheraufziehen eines aufgespannten Regenschirmes, Hinunterschütten von vielem Wasser, namentlich Kalkwasser.) Ist gelöschter Kalk in der Nähe (wie gewöhnlich beim Brunnenbau), so bereite man rasch eine Kalkmilch (durch Zusammenrühren mit Wasser) und schütte von dieser Mischung möglichst viel in den Brunnen (mit Eimern, oder besser noch mit Giesskannen, oder mit in die Kalkmilch getauchten Strohbündeln)[1]. Da die Grubengase nicht selten entzündlich sind und verpuffen, wenn man Feuer hinabwirft, so sei man vorsichtig, dass man nicht von der plötzlich aufsteigenden Lohe verbrannt wird.

Wer hinuntersteigen will, um den Bewusstlosen heraufzuholen, dem muss ein Seil um Brust und Schultern festgebunden werden; um die eine Hand knüpft man eine Signalleine. Ein in Essigwasser oder Kalkwasser getauchtes Tuch bindet er vor

---

[1] Kalkmilch saugt sowohl die Kohlensäure als den Schwefelwasserstoff begierig auf.

den Mund, wenn nicht etwa Athmungsschläuche (Luftzubringer), wie sie die Feuerwehrmänner gebrauchen, oder ganze Taucherapparate zur Hand sind. Das Seil wird von oben stets gespannt gehalten, die Leine von einem lediglich dafür Bestimmten überwacht, denn der Hinabsteigende kann blitzschnell ohnmächtig werden und sofort lässt die Leine fühlen, ob der an ihr befestigte Arm sich noch willkürlich bewegt, wenn etwa die Antworten auf zeitweises Anrufen nicht gut zu hören sind. Beim ersten Zeichen von Schwachwerden muss sofort wieder emporgezogen werden. (Fig. 71.)

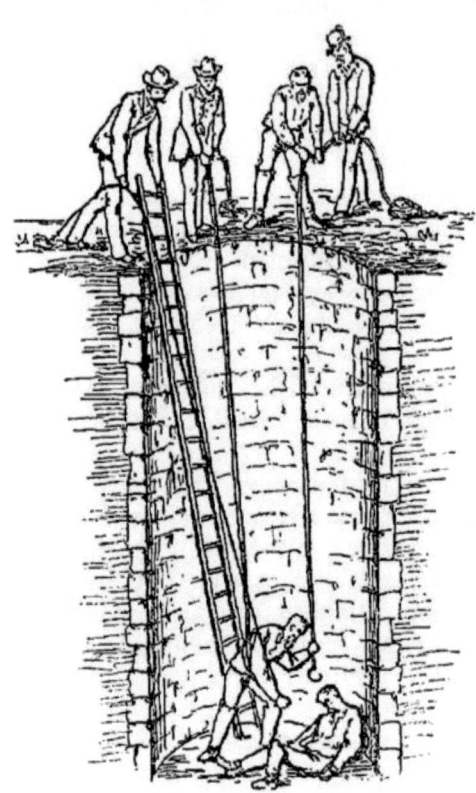

Fig. 71.

Ist der Retter glücklich unten angelangt, so sucht er den Bewusstlosen möglichst rasch zu fassen und an dem zweiten Seil zu befestigen und gibt dann das Signal zum raschen Hinaufziehen Beider.

Sobald der Erstickte an die frische Luft gebracht ist, beginne man die Wiederbelebungsversuche mit künstlicher Athmung, kalten Begiessungen und Reizmitteln, wie früher beschrieben wurde, wenn nicht schon ärztliche Hülfe da ist.

Findet man einen Erhängten, so schneide man sofort den Strick ab, halte aber den Körper mit dem freien Arme, damit er sich nicht durch das Herabfallen verletze. Darauf verfahre man, wie vorhin bei der Erstickung geschildert wurde.

Erstickung durch verschluckte grosse Bissen von Nahrungsmitteln (Fleischstücke, Knochen u. s. w.), welche im

Schlunde stecken bleiben und den Kehlkopf zusammendrücken, kann rasch zum Tode führen.

Der Erstickende wird blauroth im Gesicht, die Augen treten vor, er stösst unartikulirte Laute aus, greift mit den Händen um sich oder an den Hals und stürzt bewusstlos zusammen.

Hier gilt es, rasch zu handeln.

Man halte mit der linken Hand die Nase zu (um das Oeffnen des Mundes zu erzwingen), führe dreist und rasch Zeigefinger und Daumen der rechten Hand über die Zunge tief in den Mund ein und suche den Brocken im Schlunde zu fassen und heraus zu ziehen.

Gelingt dies nicht, so sucht man das eingeklemmte Stück beweglich zu machen und herauszuschleudern dadurch, dass man Brust und Bauch des Erstickenden gegen einen Tisch, Schrank, oder andern festen Gegenstand andrückt und mit der Faust einige kurze kräftige Schläge gegen den Rücken, zwischen die Schulterblätter, führt. Die dadurch aus den Lungen herausgepresste Luft kann den Brocken mit sich reissen.

Jedenfalls schicke man schleunigst zum Arzte und lasse ihn wissen, um was es sich handelt, damit er gleich die nöthigen Instrumente (Zangen und Instrumente zum Luftröhrenschnitt) mitbringe.

Bewusstlosigkeit

d. h. Verlust der Empfindung und willkürlichen Bewegung kann ausser bei den bisher geschilderten Unfällen noch in Folge sehr verschiedenartiger Zustände eintreten. Die hauptsächlichsten Ursachen der Bewusstlosigkeit sind:

1. **Verletzungen des Gehirns** (mit oder ohne Schädelbruch).
2. **Erkrankungen des Gehirns** (Schlagfluss, Fallsucht).
3. **Vergiftungen** durch sogenannte narkotische Gifte (Opium, Morphium), durch Alkohol (Trunkenheit), durch Aether und Chloroform, durch Erkrankung der Nieren (zurückgehaltener Harnstoff).
4. **Ohnmachten** (Herzlähmung durch Schreck, Schmerz, Erschöpfung, Blutverlust etc.).

Da es selbst für den besten Arzt oft sehr schwierig ist, gleich zu entscheiden, von welcher Art die Bewusstlosigkeit ist, so würde es mich viel zu weit führen, wenn ich Ihnen sagen wollte, wie Sie diese Zustände erkennen und unterscheiden können.

Ich beschränke mich darauf, nur einige **Hauptregeln** zu geben für das Verhalten des Laien, **ehe der Arzt kommt**.

1. Man suche so viel, als möglich, über die Veranlassung des Unglücksfalles zu erfahren (ob der Bewusstlose gefallen, herabgestürzt, geschlagen, verwundet sei, getrunken habe etc.).

2. Man merke sich genau die Lage des Körpers und dessen Umgebung (weil der Fall ja möglicherweise vor die Gerichte kommt und man dann genaue Auskunft zu geben hat).

3. Man rieche, ob der Athem des Bewusstlosen nach **Spirituosen** riecht. Ist dies der Fall, so beweist das zwar, dass er viel getrunken hat, aber da die Trunkenheit auch noch mit einem anderen schwereren Zustand complicirt sein kann (Schlagfluss, Hirnverletzung etc.), so sei man vorsichtig.

4. Man entferne alle **einschnürenden Kleidungsstücke vom Halse** (Halstücher, Kragen, löse die Hemdknöpfe), weil durch sie der Abfluss des Blutes vom Kopfe gehemmt wird.

(Unsere Landleute tragen nicht selten 5—6 solcher einengender Kleidungsstücke [Strangulatorien] übereinander.)

5. Man gebe der **frischen Luft** freien Zutritt rings um den Patienten und schicke alle müssigen Zuschauer fort.

6. Man lege den Körper auf den Rücken und den **Kopf niedrig**, wenn das Gesicht **blass** ist (wie in der Ohnmacht, nach grossem Blutverlust). Ist aber das Gesicht **geröthet**, so muss der Kopf **höher** gelegt werden. Tritt Erbrechen ein, so muss man den Kopf sofort auf die Seite drehen, damit das Erbrochene nicht in die Lungen eingeathmet wird.

7. Hat der Bewusstlose einen **epileptischen Anfall** (Fallsucht), so zucken die Glieder und der ganze Körper krampfhaft, das Gesicht ist geröthet und verzerrt, der Schaum tritt vor den Mund, die Zunge ist oft zwischen den Zähnen eingeklemmt.

In solchem Falle versuche man **nicht**, die krampfhaften Bewegungen zu verhindern oder gar die krampfhaft geschlossenen Fäuste aufzubrechen; denn dadurch werden die Krämpfe nur verschlimmert.

Man suche nur zu verhüten, dass der Kranke sich verletze, lege etwas Weiches unter den Kopf, stecke etwas Weiches (Korkpfropfen, Taschentuch) zwischen die Zähne, um das Zerbeissen der Zunge zu verhindern, und warte ruhig ab, bis der Anfall vorüber ist.

8. Athmet der Kranke gar nicht mehr (was man durch Vorhalten einer glatten Metall- oder Glasfläche, welche nicht beschlägt, oder einer Flaumfeder, welche sich nicht bewegt, vor Mund und Nase erkennt), so mache man sofort die **künstlichen Athembewegungen**.

9. Man hole so rasch als möglich **ärztliche Hülfe**, oder schaffe den Kranken in ein Hospital.

Hitzschlag

nennt man eine **höchst gefährliche Art von Bewusstlosigkeit**, welche durch **Einwirkung grosser Hitze** bei grosser körperlicher Anstrengung und Mangel an Trinkwasser zu Stande kommt.

Am häufigsten werden davon Soldaten befallen, wenn sie bei heisser, schwüler, unbewegter Luft in geschlossenen Reihen marschiren.

Als Vorboten dieses Zustandes empfindet der Kranke quälenden Durst, grosse Mattigkeit, Schwindel, Brustbeklemmung. Die Haut ist heiss, das Gesicht geröthet, die Zunge trocken, der Puls rasch und schwach, das Athmen mühsam.

Auf Anreden antwortet der Mann entweder gar nicht oder langsam, stockend und heiser, weil sowohl das Gehör als die Bewegung der Zunge beeinträchtigt ist.

Werden diese Erscheinungen rechtzeitig bemerkt, so kann dem Hitzschlage vorgebeugt werden durch Schonung (Halten, Austreten aus dem Gliede, Entlastung), Lüftung der Kleider und Verabreichung von Wasser.

Dauern aber die Schädlichkeiten fort, so stürzt der Betroffene **plötzlich bewusstlos zusammen**. Das Gesicht ist dunkelroth, die Augen sind starr, glänzend, das Athmen ist sehr rasch, oberflächlich, bisweilen schnarchend, der Puls sehr rasch, kaum fühlbar, die Haut trocken, brennend heiss.

Wenn jetzt nicht sofort richtige Hülfe geleistet wird, so stellen sich heftige krampfhafte Zuckungen des Gesichts und der Glieder ein. Bald wird der ganze Körper steif, das Gesicht blau, die Pupille weit, der Puls wird immer schwächer, das Athmen rasselnd, blutiger Schaum tritt vor den Mund und so erfolgt der Tod (durch Lähmung des Herzens und der Lunge).

Derselbe kann nur durch schnelle zweckmässige Hülfe verhütet werden. Es kommt Alles darauf an, den Körper rasch abzukühlen und ihm Flüssigkeiten zuzuführen. Man trage ihn, wenn möglich, sogleich an einen **kühlen** Ort (unter einen schattigen Baum), lagere ihn mit erhöhtem Oberkörper, öffne und entferne sämmtliche beengenden und die Wärme zurückhaltenden Kleidungsstücke, fächle ihm **frische Luft** zu, begiesse ihn reichlich mit **kaltem Wasser**, mache kalte Umschläge mit nassen Tüchern über Kopf und Brust, flösse ihm möglichst viel **Wasser** ein.

Stockt die Athmung, so mache man **künstliche Athmungsbewegungen**, reibe Hände und Füsse und wende zuletzt Reizmittel an (Wein, Schnaps).

Vergiftung.

Gifte nennt man Substanzen, welche, innerlich genommen, das Leben zerstören.

Man unterscheidet **scharfe** und **betäubende** Gifte.

1. **Scharfe** (fressende, ätzende) **Gifte**, wie Arsenik, Phosphor, Säuren (Schwefel-, Salz-, Salpetersäure, Vitriolöl, Carbolsäure) und Alkalien (Aetzkalk, Laugen).

Sie verursachen sofort die **heftigsten Schmerzen** im Magen und Unterleib, und **Erbrechen**.

Säuren und Alkalien **verbrennen** (verätzen) ausserdem Lippen und Mundhöhle.

2. **Betäubende Gifte** (narkotische, Pflanzengifte: Opium, Morphium, Tollkirsche, Schierling, Stechapfel, Fingerhut, Tabak etc.; Alkohol, Blausäure, Strychnin); sie verursachen Betäubung, Irrereden, Bewusstlosigkeit, schnarchendes Athmen.

Behandlung der Vergiftung.

Man suche, wenn möglich, **die Art des Giftes** zu ermitteln und schicke sofort **zum Arzt** und zur nächsten Apotheke (wo man meist die Gegengifte kennt).

Bis dahin bedenke man, dass **Säuren und Alkalien** wechselseitig **Gegengifte** sind, sich neutralisiren, also:

Wenn scharfe **Säuren** verschluckt sind, gebe man gleich **Alkalien in viel Wasser gelöst zu trinken**, z. B. Soda, Pottasche, Magnesia, Kalkwasser, Seifenwasser.

Sind **Alkalien** (Laugen) verschluckt, so gebe man **Säuren**, z. B. Essig, Citronensäure, saures Eingemachtes.

Zum **Schutz des Magens und des Schlundes** gegen die ätzende Wirkung scharfer Gifte lasse man viel **schleimige** und **ölige** Flüssigkeiten trinken (Oel, Eiweiss, Milch, Mehl und Wasser, Castoröl).

Um das Gift aus dem Magen zu schaffen, suche man **Erbrechen zu erregen**
- durch **Reizung des Schlundes** mit dem Finger oder einer Feder,
- durch **Trinken von vielem warmen Wasser**, dem man einen Theelöffel Salz oder Senf zusetzt, oder
- durch **Brechmittel**, wenn sie zur Hand sind (Ipecacuanha-Wein, schwefelsaurer Zink, Brechweinstein).

War das Gift ein **betäubendes** Pflanzengift, so suche man den Patienten **wach zu erhalten**, gebe ihm starken schwarzen Kaffee oder Thee zu trinken (oder Klystiere von starkem Kaffee), lege eiskalte Umschläge auf den Kopf, und Senfteige auf den Magen und die Waden, mache kalte Uebergiessungen.

Der Arzt wird versuchen, mit einer **Magenpumpe** das Gift aus dem Magen zu schaffen.

Ist ein **Gummischlauch** bei der Hand (halbzöllig), so kann man den Patienten nöthigen (wenn er nicht bewusstlos ist), ein Ende davon herabzuschlucken (20—25 Zoll reicht bis in den Magen). Dies gelingt ziemlich leicht, wie Sie sehen.[1]) Dann hebt man das andere Ende bis über den Kopf, und lässt mittelst eines Trichters so viel Wasser als möglich in den Magen laufen; senkt man darauf das Ende, so läuft alle Flüssigkeit wieder aus dem Magen heraus (durch Heberwirkung). Dies Verfahren muss mehrmals wiederholt werden.

---

1) Es wurde von einem Wärter der Klinik vorgemacht, dem es gleich beim ersten Versuch gelungen war.

FÜNFTER VORTRAG.

Das Fortschaffen Verunglückter (Transport).

Wenn plötzliche Unglücksfälle sich in Wald und Feld, auf der Landstrasse oder auf den Strassen grosser Städte ereignen, dann gilt es, den Verunglückten so schnell und so schonend als möglich zum Arzte oder in ein Krankenhaus zu schaffen.

Weit grösser und umfassender ist natürlich diese Aufgabe im Kriege, wo zu gleicher Zeit zahlreiche Verwundete vom Schlachtfelde nach den Verbandplätzen oder in die Lazarethe zu bringen sind.

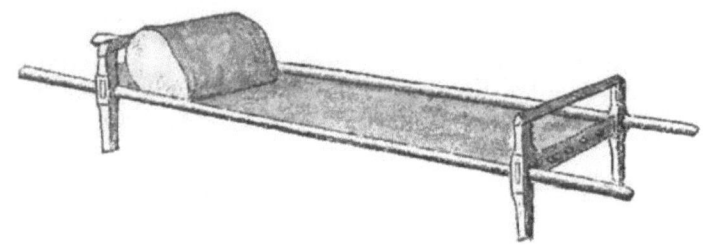

Fig. 72.

Zu diesen Transporten bedient man sich, wenn möglich, der Tragbahren (Fig. 72), das sind leichte tragbare Betten, welche aus einem Gerüste von Stangen bestehen, zwischen denen ein Stück Segeltuch als Matratze ausgespannt ist.

In Friedenszeiten gebraucht man zum Transporte in die Hospitäler die Krankenkörbe, welche an zwei Stangen getragen oder auf leichten Wagen fortgeschoben werden.

Im Kriege befinden sich bei jedem Truppentheile eigene Krankenträger, welche mit leichten und einfachen Tragbahren versehen und von den Aerzten darin unterrichtet sind, die Verwundeten, nachdem sie einen Nothverband erhalten, auf die schonendste Weise auf die Bahren zu legen und fortzutragen.

Aber in sehr grossen Schlachten reichen die vorhandenen Mittel niemals aus, die Verwundeten müssen Tage und Nächte

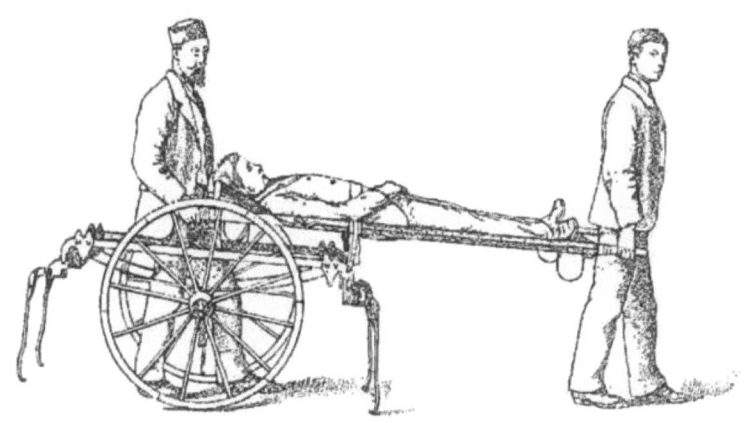

Fig. 73.

lang auf dem Schlachtfelde liegen bleiben, und da kann dann die freiwillige Hülfe sehr erwünscht und von unendlichem Nutzen sein. Ich erinnere nur an das Schlachtfeld von Solferino, dessen ergreifende Schilderung von Henry Dunant die Veranlassung wurde zur Gründung der Gesellschaft vom rothen Kreuze, welche in den neueren Kriegen so segensreich gewirkt hat.

Eine Frucht dieser menschenfreundlichen Bestrebungen sind die Räderbahren, welche zuerst im Jahre 1864 bei Düppel von den Johanniterrittern verwendet wurden.

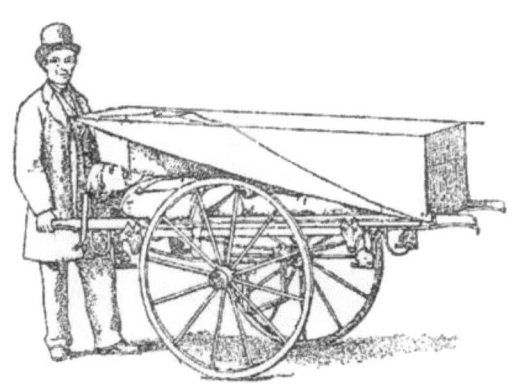

Fig. 74.

Sie sehen hier (Fig. 73 u. 74) eine besonders zweckmässige Räderbahre, welche erfunden ist von Capitain John Furley, dem berühmten Director der Vorraths-Magazine der St. John Ambulance Association in England, der sich die grössten Verdienste um die Ausbreitung der Nothhelfer-Schulen in England erworben, und auf fast allen Schlachtfeldern der neueren Zeit als Vertreter des rothen Kreuzes eine grossartige Thätigkeit entfaltet hat.

Diese Räderbahren sind zwar auch im Kriege mit gutem Erfolge zu verwenden, wenn der Boden nicht gar zu uneben ist; am nützlichsten sind sie aber bei Unglücksfällen im gewöhnlichen Leben, namentlich in grossen Städten, weil sie, an bestimmten Orten (z. B. in Polizei- und Feuerwehrwachen, Bahnhöfen etc.) immer bereit stehend, leicht und schnell von einem Menschen herbeigeholt werden können, und weil sie auf ebenem Boden und gebahnten Strassen einen ausserordentlich schonenden Transport gestatten.

Die Räderbahre, welche ich Ihnen hier zeige, habe ich aus London bezogen, um damit in Zukunft die Verletzten aus der Stadt und Umgebung in die chirurgische Klinik schaffen zu lassen.

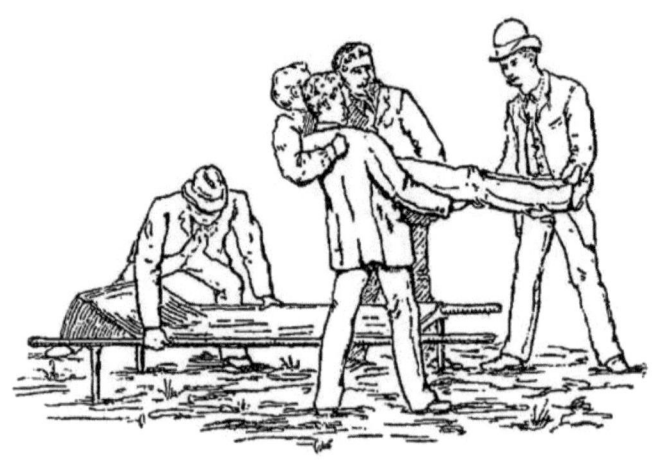

Fig. 75.

Das Aufladen und Forttragen eines Verletzten auf einer Tragbahre erfordert eine gewisse Geschicklichkeit, welche man sich aber durch einige Uebung leicht erwerben kann.

Für nicht zu weite Entfernungen sind dazu nicht mehr als 3 Träger nöthig.

Zwei davon tragen die Bahre, der dritte sorgt für den Patienten und wechselt nöthigenfalls mit einem der Träger ab.

Um den liegenden Verletzten aufzuladen, stellt man die Bahre in eine Linie mit seinem Körper, das Fussende derselben hinter seinen Kopf.

(Stellt man sie an die Seite des Verunglückten, so ist sie den Trägern im Wege; sie können darüber stolpern oder fallen.)

Dann stellen sich die beiden Träger jeder auf eine Seite, reichen sich die Hände unter dem Rücken und unter den Oberschenkeln des Patienten, heben ihn auf, tragen ihn rückwärts über die Bahre und legen ihn darauf nieder (Fig. 75).

Der dritte übernimmt dabei den verletzten Theil (Glied oder Kopf) und unterstützt ihn mit einer Hand an jeder Seite desselben.

Die beiden Träger stellen sich nun an das Kopf- und Fussende der Bahre, erheben sie und tragen sie fort, während der Dritte an der Seite der Bahre geht als Schutzwache für den Patienten (Fig. 76).

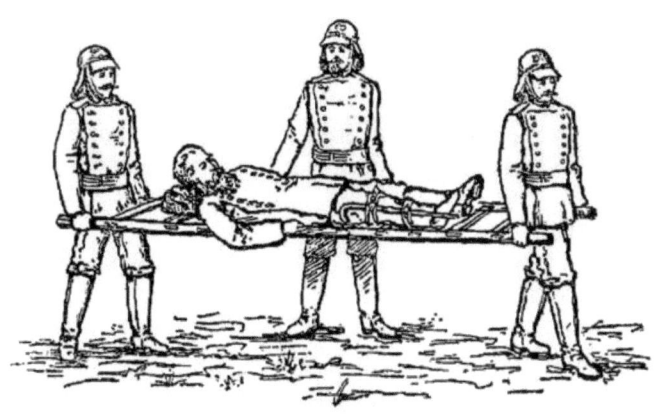

Fig. 76.

Für das Tragen der Bahren gelten folgende Regeln:

1. Man trage sie mit den Händen oder mit Gurten, welche über die Schultern der Träger gelegt sind.

Niemals dürfen die Bahren auf den Schultern getragen werden, weil der Verletzte dabei nicht im Auge behalten werden und leicht herunterfallen, ja sogar sterben kann, ohne dass es bemerkt wird.

2. Die Träger dürfen **nicht Schritt halten**! Wenn beide mit demselben Fuss auftreten, wie beim Marschiren, so schwankt die Bahre von einer Seite zur andern, und der Körper rollt.[1])

Um dies zu vermeiden, müssen die Träger im gebrochenen Schritt (**Gebirgsschritt**) gehen, d. h. mit ungleichen Füssen antreten. Dann bleibt die Bewegung der Bahre eine mehr gleichmässige.

Die Schritte müssen ferner **kurz** (ca. $20'' = $ ½ M.) sein, und nicht springend, federnd. Die Knie müssen etwas gebogen bleiben, die Hüften so wenig als möglich bewegt werden.[2])

3. Beim Tragen muss alles Stossen, jede hastige Bewegung, das Uebersteigen von Zäunen, Wällen, Gräben, vermieden werden. Man suche ruhig die Zaunlücken, Thore, Pforten auf und benutze sie.

4. Wenn möglich, wähle man **Träger von derselben Grösse**; wo nicht, so lasse man die Schulterriemen so zurecht machen, dass die Bahre so wagerecht als möglich getragen werde.

5. Geht es **bergauf**, so muss der Kopf des Patienten vorangehen, beim **Bergab**gehen aber das Fussende, ausser, wenn das Bein gebrochen ist, weil sonst die Körperlast auf den verletzten Theil drücken würde.

6. Der Patient wird in derselben Weise von der Bahre weggenommen, wie er darauf gelegt wurde.

Die **Krankenträger der Truppen** sind darin geübt, alle diese Bewegungen auf bestimmte **Befehlrufe** auszuführen, wodurch dieselben ausserordentlich an Sicherheit und Schnelligkeit gewinnen.

Herr Stabsarzt Dr. **Prahl** wird die Güte haben, Ihnen mit seinen Krankenträgern zu zeigen, wie in unserer Armee die Verwundeten vom Schlachtfelde auf die Krankentragen gebracht und auf den Verbandplatz geschafft werden.

Wenn aber keine Tragbahren zur Hand sind, dann ist man genöthigt, sich **Nothbahren** zu schaffen, d. h. irgend welche Gegenstände zu suchen, oder zusammenzustellen, auf welchen

---

[1]) Wie auf dem Kameel, welches gleichzeitig Vorder- und Hinterbein derselben Seite in Bewegung setzt. Der Araber nennt es bekanntlich auch das Schiff der Wüste und wer zum ersten Mal auf einem Kameel reitet, wird gewiss seekrank.

[2]) So gehen die italienischen Gipsfigurenhändler mit dem auf dem Kopfe getragenen Brette.

der Verletzte, ohne weiteren Schaden zu erleiden, fort transportirt werden kann.

In der Herstellung solcher Nothbahren kann der Einzelne seinen Scharfsinn zeigen, wie bei der Anfertigung der Nothschienen. Mancher wird rasch aus den verschiedensten Sachen eine Tragbahre zusammenstellen, während ein Anderer noch rathlos umhersucht.

Als Beispiele solcher Nothbahren will ich hier nur einige Ihnen vorführen.

Von Gegenständen, die man in bewohnten Häusern findet, kann man als Nothbahren verwenden:

Bettstellen, Bettkörbe, Bettrahmen, Sophas, Bretter, Thüren, Fensterläden, Bänke, Leitern, Stühle, Backtröge.

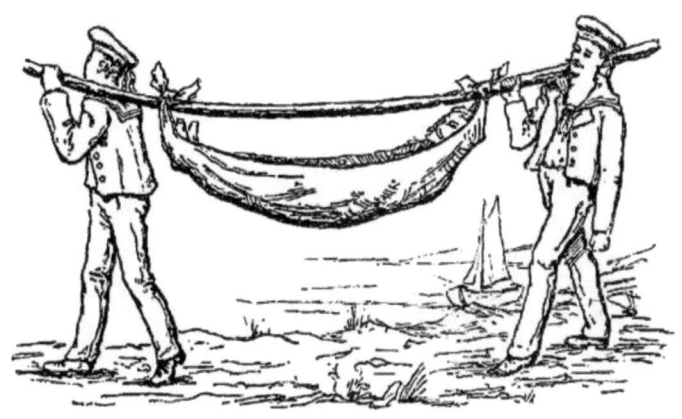

Fig. 77.

Alle derartige harte Apparate müssten natürlich durch Auflegen von Bettkissen, Decken, Stroh u. dergl. gepolstert werden.

Ferner: Matratzen oder Strohsäcke, an deren 4 Ecken man Ringe oder Schlaufen aus Gurten fest annäht.[1]

Decken (Bettdecken, Fussdecken, Reisedecken), welche von 4 Mann, die an den 4 Ecken anfassen, getragen werden können, oder man näht 2 Seiten derselben mit starkem Bindfaden fest zusammen und steckt 2 Stangen hindurch, welche dann von 2 Männern getragen werden können. (Deckenbahren.)

---

[1] Im letzten Kriege viel gebraucht zum Forttragen der Verwundeten aus den Lazarethen. Alle Strohsäcke unserer Feldlazarethe sind mit solchen Schlaufen versehen.

In derselben Weise lassen sich Säcke (Korn-, Mehl-Säcke) verwenden, nachdem man unten beide Ecken aufgeschnitten hat. (**Sackbahre**).

Hängematten (Fig. 77) an einer oder zwei Stangen befestigt, die von 2 Mann auf den Schultern getragen werden, sind besonders in der Marine in Gebrauch.

Hat man nur **zwei Stangen**, so kann man mit Zuhülfenahme der verschiedensten Materialien brauchbare Tragbahren herstellen.

An Stelle derselben nimmt man im Kriege **Gewehre** oder **Lanzenschafte**, welche auf den Schlachtfeldern herumliegen.

Wenn man solche z. B. durch die nach innen gestülpten Aermel von 2 Waffenröcken oder Soldatenmänteln steckt, und letztere darüber zusammenknöpft, so hat man eine **Rockbahre** oder **Mantelbahre** (Fig. 78). (Auch aus gerollten Mänteln herzustellen.[1])

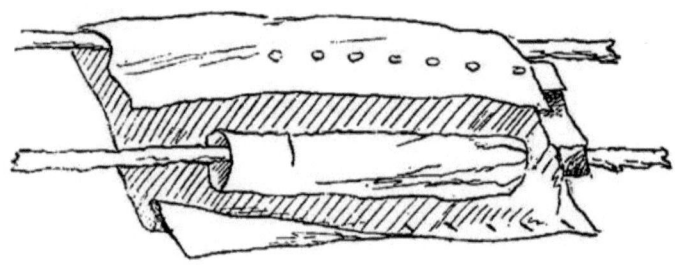

Fig. 78.

Die Matrosen können ihre Ruder oder Bootshaken durch die Aermel ihrer Jacken oder Jerseys (wollene Unterjacken) stecken und so eine **Jackenbahre** herstellen.

Zwei oder 3 Tornister, welche mit ihren Tragriemen zwischen 2 Stangen oder Gewehren befestigt werden, geben eine **Tornisterbahre**.

Mit **Gurten** und **Riemen** verschiedener Art, wie man sie auf dem Schlachtfelde findet (Leibgurte, Tornisterriemen, Gewehrriemen, Pferdezäume, Steigbügelriemen) und die man wie ein Netz zwischen 2 Stangen oder Gewehren ausspannt, kann man eine **Gurtenbahre** herstellen.

---

[1] General **Jackson** liess im Kriege gegen die Indianer seine Verwundeten fortschaffen auf den Häuten von geschlachteten Ochsen, welche zwischen Gewehren ausgespannt wurden.

Zu demselben Zwecke lässt sich ein langes Strohseil verwenden, welches Landleute rasch zu flechten verstehen.

Die Strohseile werden wie ein dreisträhniger Zopf aus 3 Bündeln glatter Strohhalme geflochten, wobei man jedes Bündel vor jeder Kreuzung um sich selbst dreht. Spannt man ein solches Strohseil im Zickzack über 2 durch Querstäbe (Spannhölzer) auseinander gehaltene Stangen aus (z. B. Bambusstäbe) und legt ein Strohbündel als Kopfkissen darauf, so hat man eine sehr bequeme Strohseilbahre (Fig. 79).

Auch Faschinen und Schanzkörbe, wie sie in den Laufgräben benutzt werden, lassen sich als Tragbahren verwenden.

In Wäldern und Gärten kann man aus Baumästen und jungen Fichtenstämmen, die man mit Birkenreisern zusammen-

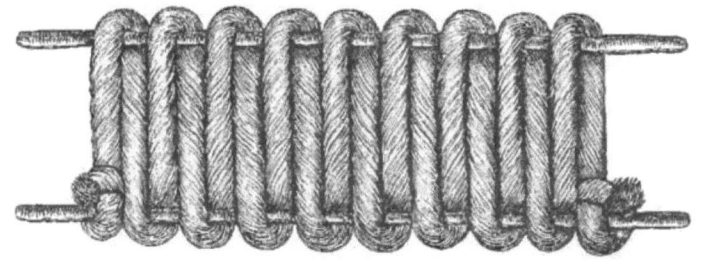

Fig. 79.

bindet, vortreffliche Nothbahren mit Füssen (Fig. 80) herstellen nach Angabe des Norwegischen Oberstabsarztes Dr. Christen Smith, welcher dieselben zuerst im Jahre 1874 auf der Brüsseler Ausstellung für Hygiene und Menschenrettung gezeigt hat. Er bespannte dieselben mit dem dreieckigen Schirmzelttuch, welches jeder Norwegische Soldat auf seinem Tornister trägt. Aus 4 solcher Tücher lässt sich ein Zelt für 4 Soldaten zusammenstellen.

Wenn aber weder eine Bahre zur Hand ist, noch irgend welche Sachen, aus welchen eine Nothbare hergestellt werden könnte, dann muss man den Verunglückten mit den Händen fortzubringen suchen, was natürlich nur auf kurze Strecken geschehen kann.

Ist nur ein Helfer da, und kann der Verletzte zwar gehen, ist aber schwach durch Blutverlust oder überstandene Ohnmacht, so muss er einen Arm um den Hals des Helfers

legen, so dass seine Hand vor der entgegengesetzten Schulter
desselben herabhängt. Der Helfer legt dann seinen Arm hinter

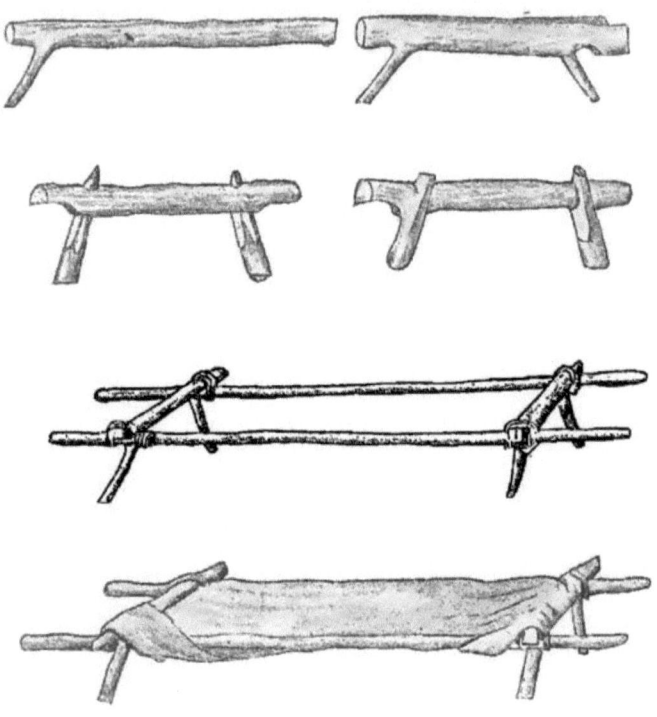

Fig. 80.

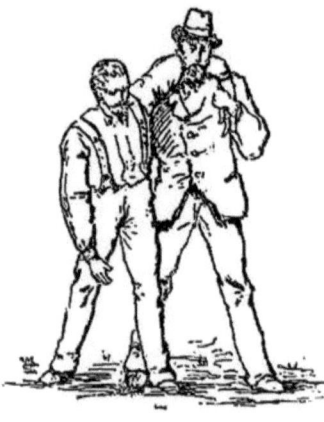

Fig. 81.

dem Rücken des Verletzten herum,
umgreift seine Hüfte und erfasst mit
der anderen Hand die über seine
Schulter hängende Hand des Patienten. Wenn er dann seine Hüfte
hinter die Hüfte des Anderen drängt,
so kann er ihn sehr wirksam unterstützen, ihn, wenn nöthig, vom Boden heben und ihn vorwärts bringen
(Fig. 81).

Kann aber der Verletzte nicht
stehen und gehen, dann kann ein
Helfer ihn entweder auf den Rücken

(Hukebak) nehmen, oder ihn, wie ein Kind, vor sich in den Armen tragen, wenn er die dazu nöthigen Kräfte hat. In beiden Fällen muss der Getragene seine Arme um Brust und Hals des Trägers schlingen.

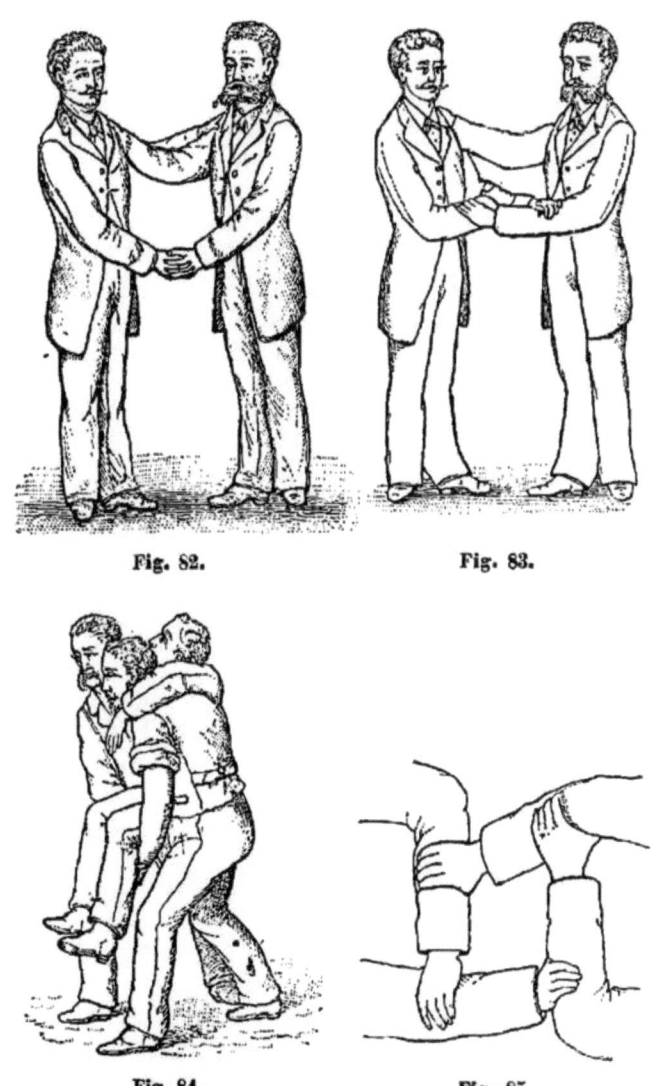

Fig. 82.   Fig. 83.

Fig. 84.   Fig. 85.

Wenn aber zwei Helfer da sind, dann kann von ihnen ein Verletzter auf mannigfache Weise transportirt werden, z. B.

1. Sitzend auf den Händen der Träger, welche zwei Hände unter seinen Oberschenkeln und zwei hinter seiner Lendengegend verschränken. Der Patient umfasst mit seinen Armen die Nacken der Träger (Fig. 82—84).

2. Die Träger verschränken alle 4 Hände zu einer **Sänfte**, auf welcher sie den Patienten sehr weit tragen können, wenn er die Arme über ihre Schultern legt (Fig. 85).

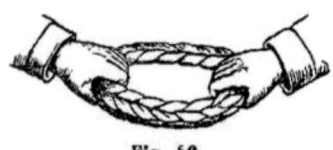

Fig. 86.

3. Sehr erleichtern können sich die Träger ihre Arbeit, wenn sie sich einen **Tragkranz** (Fig. 86) herstellen, aus einem zusammengeschnallten Leibriemen, einem zusammengeknoteten Strick oder einem Strohseil (Strohkranztrage), denselben mit je einer Hand fassen und den Verletzten darauf setzen. Noch leichter ist derselbe zu tragen, wenn beide Träger ihre Säbelkoppel zu Hülfe nehmen.

Auch die **Gewehr- und Tornister-Bahren** (Fig. 87) lassen sich von zwei Trägern verwenden, wenn der Verwundete seine Arme um die Schultern der Träger, oder seinen Rücken gegen die Brust des hinteren Trägers legt.

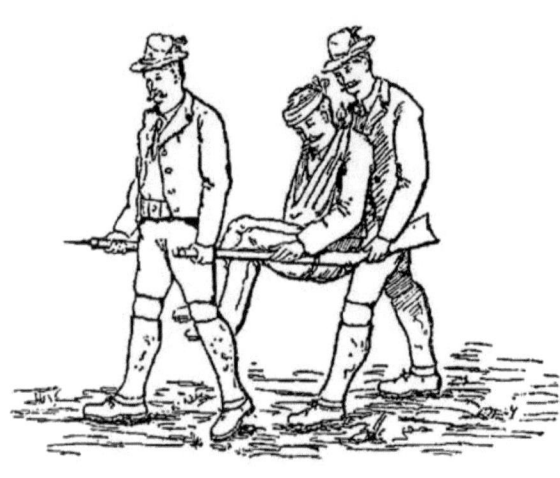

Fig. 87.

Ist aber der Verletzte **bewusstlos**, so muss der eine Träger den Oberleib umfassen und der andere, der vorangeht, die Beine unter beide Arme nehmen (vgl. Fig. 88).

Wenn es sich um grössere Entfernungen handelt, auf welchen Tragbahren nur mit Hülfe vieler Träger verwendet werden könnten, dann sucht man einen **Wagen** zu bekommen, hebt die Tragbahre mit Hülfe Mehrerer vorsichtig hinauf und befestigt sie ganz sicher mit Stricken an den Innenseiten des Wagens.

Für die Krankenträger der Armeen gibt es genaue Anweisungen zur Herrichtung der gewöhnlichen Leiterwagen zum Verwundetentransport mittelst Stricken, Strohseilen, Strohschütten u. s. w.

Im Nothfalle füllt man den Wagen mit Stroh, Heu, Binsen, Farrenkraut oder anderem weichen Material und lagert den Patienten sorgfältig darauf.

Sehr zweckmässig ist das von dem schon genannten Norw. Ober-Stabsarzt Chr. Smith angegebene Verfahren, Leiterwagen mit Holzfedern (Fig. 89) herzustellen, um darauf Verwundete zu transpor-

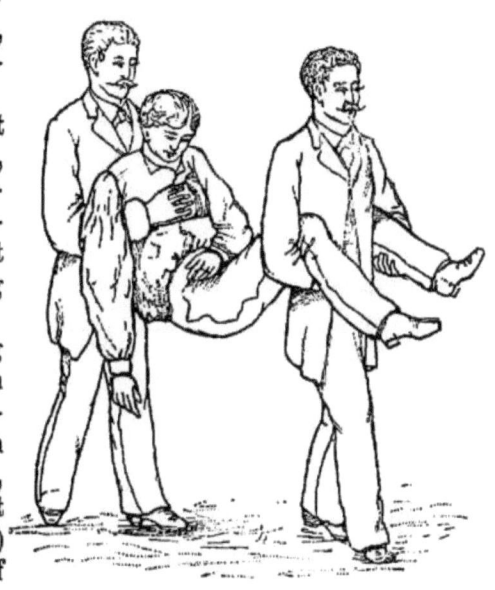

Fig. 88.

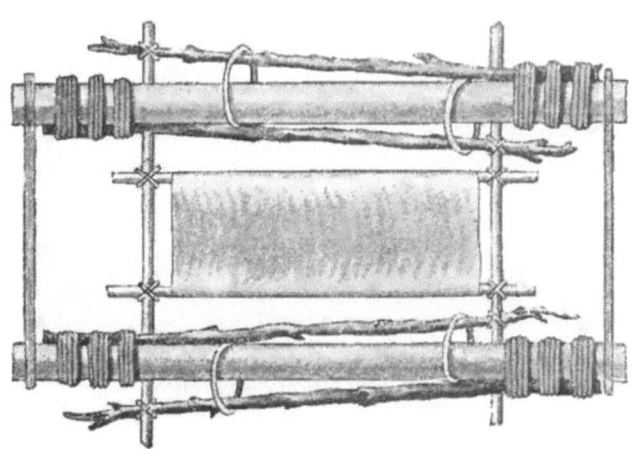

Fig. 89.

tiren, wenn man sich in einer Gegend befindet, wo es viele Bäume gibt (namentlich junge Birken und Fichten).

Man fällt vier junge Baumstämme und befestigt sie mit Stricken so an den Leiterbäumen, dass die Wipfelenden frei federn können. Auf diese Wipfelenden, von denen zwei nach vorne, zwei nach hinten gerichtet sind, werden Querstangen und auf diese wieder die Tragstangen der Bahre befestigt.

Im Winter, wenn Schnee liegt, sind Schlitten natürlich viel besser zum Transport Verletzter zu gebrauchen, als Wagen, weil sie viel sanfter, ohne Erschütterung über den Schnee weggleiten.

Aus demselben Grunde ist der Transport auf dem Wasser, in Booten, Schiffen oder Prähmen dem Landtransporte bei weitem vorzuziehen.

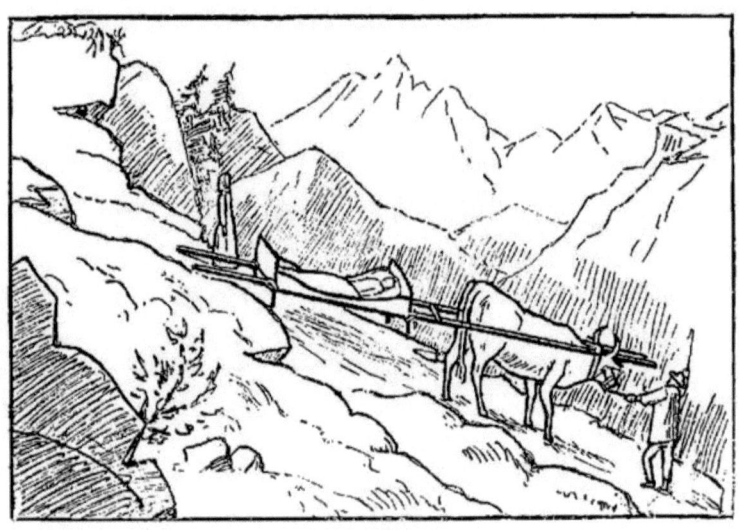

Fig. 90.

Hat man auf dem Lande keinen Wagen, wohl aber ein Pferd, einen Esel, Ochsen oder sonst ein Zugthier, und kann man ein paar lange Stangen oder junge Bäume bekommen, so lässt sich damit eine Schleife herstellen, auf welcher man zu jeder Jahreszeit und auf den schlechtesten Wegen Verletzte auf die sanfteste Weise sehr weit transportiren kann (Fig. 90).

Solche Schleifen sind in den Gebirgen überall gebräuchlich, werden aber auch wohl in der Ebene zum Transport schwerer Lasten (Felsen etc.) verwendet.

Bei einem Ausflug auf den Monte Generoso (zwischen Luganer und Comer See), den ich vor Jahren mit einer Gesellschaft von Damen und Herren machte, hatte eine unserer Damen das Unglück, mit dem Maulthier zu stürzen und den Fuss arg zu verstauchen, als wir von der Spitze des Berges nach dem Comer See hinuntersteigen wollten.

Wir trugen die Verletzte nach einem kleinen italienischen Dorfe, welches nicht weit entfernt war, und suchten hier nach einer Bahre und einem Wagen. Letzteren gab es hier nicht, weil die Wege viel zu steil und uneben waren.

Dagegen bot man uns eine Gebirgsschleife an, welche aus zwei langen Baumstämmen bestand, deren eines Ende von zwei Kühen getragen und gezogen wurde, während das andere auf der Erde schleifte. Auf diese Stämme wurde ein riesiges Korbbett befestigt, welches, mit Bettzeug gefüllt, ein bequemes Bett für unsere vier Damen abgab.

Mit diesem Fuhrwerk ging es langsam abwärts bis ans Ufer des Comer Sees. Obgleich nun die Felswege zum Theil geradezu schauderhaft waren, so war doch die Fahrt für unsere Damen eine sehr bequeme und die Verletzte litt bei der sanften Bewegung auch nicht die geringsten Schmerzen.

An dieses Ereigniss wurde ich lebhaft erinnert, als während des letzten russisch-türkischen Krieges eine hohe russische Dame sich an mich wendete mit der Frage, ob ich nicht ein zweckmässiges Transportmittel vorzuschlagen wüsste für die zahllosen Verwundeten, welche auf den grundlosen Wegen des Kriegsschauplatzes in den dort üblichen Fahrzeugen, die mit eckigen Rädern versehen sind, auf das Entsetzlichste zu leiden hätten. Ich rieth damals, solche Schleifen für den Transport zu versuchen und habe später erfahren, dass man mit gutem Erfolge davon Gebrauch gemacht hat.

Kürzlich habe ich auch gelesen, dass die Indianerstämme in Nordamerika sich solcher Schleifen bedienen, um auf ihren Wanderzügen durch die Prairien ihre Frauen, Kinder und Verwundeten fortzuschaffen.

Muss ein Verunglückter auf der Eisenbahn transportirt werden, so suche man die Bahre, wenn er auf einer solchen liegt, in ein Personen-Coupé zu bringen. Es ist dazu viele und geschickte Hülfe nöthig, namentlich wenn nicht ein hoher Perron vorhanden ist. Die Bahre legt man am Besten der Länge nach über beide Sitze.

Ist keine Bahre da, so bereite man eine bequeme Lagerung auf den breiten Sitzen eines Personenwagens durch Ueberbrückung mittelst eines Brettes oder dergleichen.

Ist die Bahre zu breit, um sie durch die Thür eines Personenwagens zu bringen, so stelle man dieselbe in einen Güter- oder Gepäckwagen.

Da die Federn der letzteren aber sehr steif sind und erst bei starker Belastung zu wirken anfangen, so muss hier wo möglich für eine **federnde Unterlage** gesorgt werden.

Die Räderbahren sind mit guten Federn versehen und eignen sich deshalb ganz besonders für den Eisenbahntransport in Güterwagen.

Am Besten geht der Transport auf Eisenbahnen in **eigenen Krankenwagen** oder in **Salonwagen** vor sich. Das ist aber leider eine sehr kostspielige Sache. Ich habe schon vor Jahren darauf aufmerksam gemacht, dass es eine dankenswerthe Aufgabe für die Vereine vom rothen Kreuze sein würde, derartige Wagen bereit zu halten und sie in geeigneten Fällen zur Verfügung zu stellen. Bisher hat aber dieser Vorschlag in Deutschland noch keine Berücksichtigung gefunden, während in England auf Veranlassung des unermüdlichen Capitains **John Furley** derartige Transporte von der Ambulance Association in grossartigster Weise und auf die weitesten Entfernungen hin besorgt werden.

In **Kriegszeiten** werden die Eisenbahnen zum Massentransport der Kranken und Verwundeten benutzt und hat man bekanntlich im letzten grossen Kriege nach dem Beispiel der Amerikaner ganze **Lazarethzüge** zusammengestellt, welche Alles, was für die Pflege der Kranken nöthig ist, in reichem Masse enthielten.

Für unsere Armee ist das von mir schon im Jahre 1867 vorgeschlagene System der Benutzung der **Wagen 4. Klasse** nach amerikanischem Vorbild jetzt vollständig eingeführt und in vorzüglicher Weise verbessert.

Zur Aushülfe werden auch die **Güterwagen** benutzt, in welchen (nach dem Systeme von E. **Meyer** oder von **Plambeck**) die Tragbahren an Stricken aufgehängt werden können (Hülfslazarethzüge).

Es ist eine der **Hauptaufgaben** der freiwilligen Krankenpflege (der Gesellschaft vom rothen Kreuz), im Kriege solche Lazarethzüge auszurüsten und damit die Verwundeten und Kranken vom Kriegsschauplatz in die heimathlichen Lazarethe zu holen.

Die Samariter-Uebungen.

Nach jeder Vorlesung werden in der Samariter-Schule die folgenden Hülfsleistungen geübt:

1. **Anwendung des dreieckigen Tuches.**
    a) **zusammengelegt**, als Halstuch (Cravatte)
für Hals, Auge, Stirn, Ohr, Wange, Kinn, Unterkiefer;
zur Befestigung von Tupfern oder Compressen auf Wunden;
zur Befestigung von Schienen;
zur Unterstützung des Armes (kleine Tragbinde).
    b) **entfaltet als Dreieck**
zum Armtragetuch (Mitella)
   (Rockschooss- und Aermel-Mitella),
  „ Kopftuch,
  „ Brust- und Rückentuch,
  „ Schultertuch,
  „ Hüfttuch,
  „ Fuss- und Handtuch.

2. **Anwendung der Rollbinden.**
    Anlegen von unten nach oben, glatt (ohne Falten), mit gleichmässigem Druck (nicht klaffend).
    Gänge (Kreisgang, Schlangengang, Hobelgang, halb sich deckend bei gleichmässigem Umfang des Gliedes).
    Umschläge (bei zunehmender Dicke des Gliedes).
    Achtergang oder Kreuzgang (an Gelenken).

3. Das Anlegen und Befestigen von Schienen (Pappladen, Blumentopfgittern etc.) bei Knochenbrüchen.

---

4. Die Stillung von Blutungen durch Zusammendrücken der Pulsadern mittelst der Finger, des Knebels, der elastischen Binde und des Völckers'schen Knüppels.

---

5. Die künstliche Athmung zur Wiederbelebung Scheintodter (nach Silvester).

---

6. Das Fortschaffen Verunglückter.

SATZUNGEN

DES

DEUTSCHEN SAMARITER-VEREINS.

KIEL. 1882.

---

§ 1.

Der Deutsche Samariter-Verein hat sich die Aufgabe gestellt, unter Laien die Kenntniss von der ersten Hülfe bei plötzlichen Unglücksfällen zu verbreiten, vor Allem durch Einrichtung von Samariter-Schulen, in welchen die bis zur Ankunft des Arztes möglichen Hülfsleistungen gelehrt und geübt werden.

§ 2.

Dieser Unterricht soll zunächst an solche Personen ertheilt werden, welche durch ihren Beruf am häufigsten in die Lage kommen können, bei plötzlichen Unglücksfällen die erste Hülfe zu leisten, also namentlich an Sicherheitsbeamte (Polizei und Gensdarmerie), Eisenbahnbeamte, Aufseher und Werkmeister in Fabriken, Bergwerken, bei Erd- und Bauarbeiten und an Soldaten, Seeleute, Mitglieder der Feuerwehren, der Turnvereine, Bergführer u. s. w. Es soll aber auch allen anderen Personen beiderlei Geschlechts Gelegenheit geboten werden, sich die Kenntnisse zu erwerben, um bei vorkommenden Unglücksfällen ihren Mitmenschen hülfreich sein zu können.

§ 3.

Der Verein wird zu diesem Zwecke sich bemühen, Aerzte zu gewinnen, welche den Unterricht ertheilen und wird diesen behüflich sein, die für den Unterricht nothwendigen Schriften, Bilder, Modelle und Verbandgegenstände zu erwerben.

§ 4.

Der Verein hat zur Leitung seiner Angelegenheiten einen Vorstand, welcher zur Geschäftsführung aus seinen Mitgliedern einen Vorsitzenden, einen stellvertretenden Vorsitzenden, einen Schatzmeister und einen Schriftführer erwählt.

§ 5.

Die Mitgliedschaft wird erworben durch Zahlung eines jährlichen Beitrags von mindestens M. 1.—, die lebenslängliche Mitgliedschaft durch Zahlung eines einmaligen Beitrags von mindestens M. 20.—.